中醫小兒體質學

體質辨識與育兒調理之道

中醫理論與現代兒科研究
打造專屬孩子的體質辨識與調養指南

- 九大偏頗體質
- 八大易感病徵
- 四法對症調理

中醫兒科的辨識與前瞻調養，預防勝於治療的實證育兒法！

從望聞問切到藥浴食補，專為3～6歲設計的體質辨識法、家庭照護策略與臨床實證，給孩子最適切的預防醫學

侯江紅 著

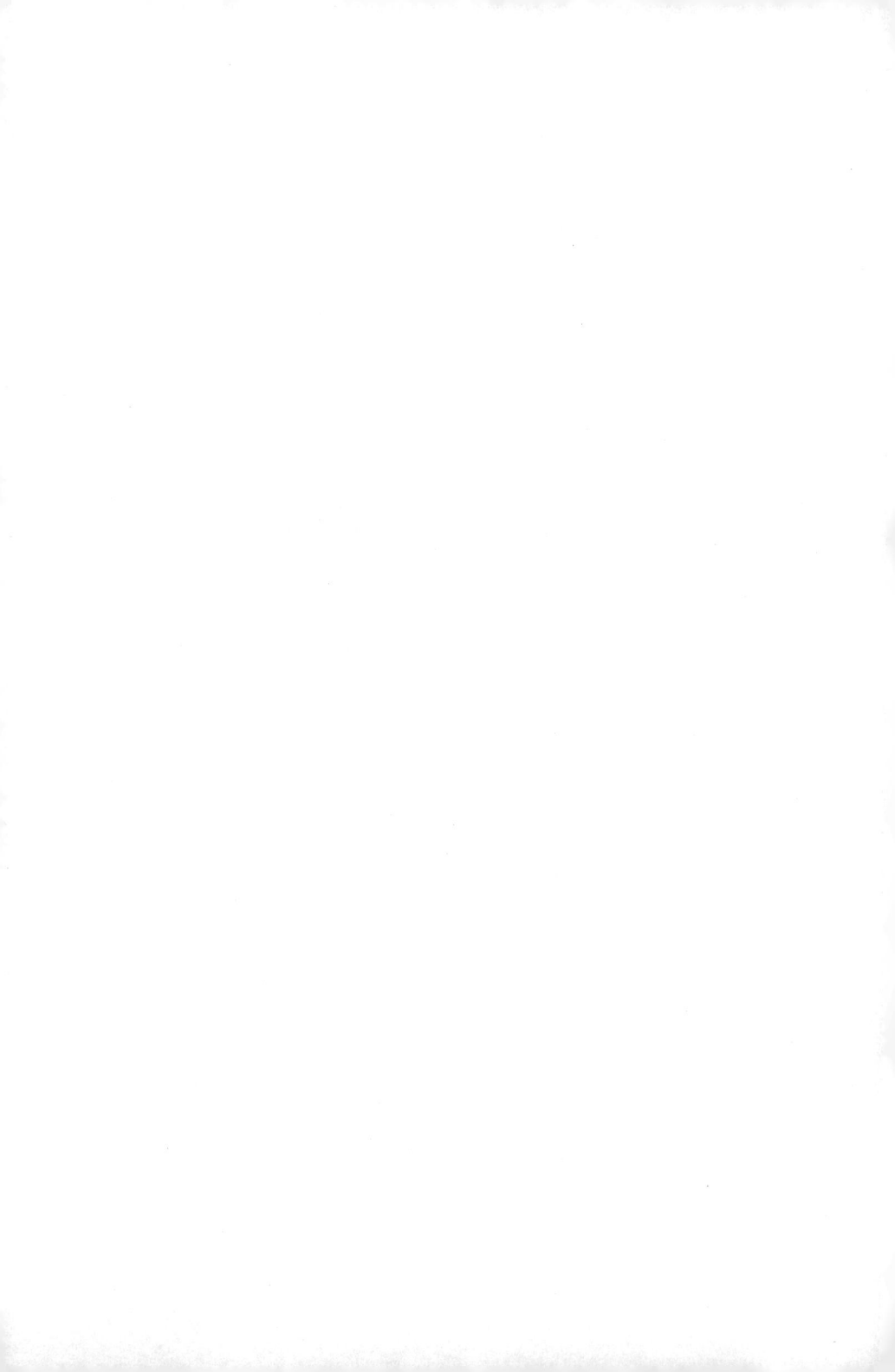

目 錄

前言　　　　　　　　　　　　　　　　　　　　　　005

第一篇
小兒體質學說理論基礎　　　　　　　　　　　　　007

第二篇
小兒體質在臨床辨識與調理中的實務應用　　　　077

第三篇
小兒體質學的現代研究與實證探索　　　　　　　151

附錄　　　　　　　　　　　　　　　　　　　　　257

◇ 目錄

前言

　　為什麼有的孩子長得快，而有的孩子長得慢？為什麼有的孩子吃飯很容易食積，而有的則否？為什麼有的孩子容易生病，而有的就很少生病？為什麼有的孩子生病容易發熱，有的則容易咳嗽，還有的容易轉為肺炎？為什麼有的孩子容易產生過敏反應，有的不容易發生？為什麼有的孩子急躁易怒，而有的膽怯內向？孩子之間之所以有如此差異，與孩子的體質狀態密切相關。人的體質狀態影響他們的健康狀態，體質狀態關乎生長、發育、心理、性格，更關乎疾病的發生狀態及結果，進而也會影響人的自然壽命。小兒體質狀態更是如此，而且孩子體質狀態與成人明顯不同，如與成人的生命徵象不同；與成人的病因和易感性不同；與成人的病理反應不同；與成人的非健康傾向不同；與成人的疾病過程不同；與成人的調治反應不同等……而小兒體質狀態又有可變性、兼夾性、可調性。研究小兒體質狀態，自古至今都是十分重要的臨床問題，對現今的醫學意義更大，這是基於人們對主動健康意識的重新認知。要讓孩子健康成長、少生病、不生病，就要求臨床醫生，甚至家長，樹立良好的主動健康意識，研究孩子的體質狀態，調治小兒偏頗體質，以提

◇ 前言

　　升孩子健康水準、提升疾病療效。本書為大家拋磚引出小兒體質狀態的研究之路。全書討論小兒體質的古今研究概況；影響小兒體質的相關因素；小兒體質狀態形成的特點、變化規律；基於亞健康狀態的小兒偏頗體質狀態分類；各偏頗體質狀態的臨床特徵；小兒體質狀態的辨識方法及調治原則；某些基於小兒偏頗體質狀態的調理應用；常用調理小兒偏頗體質狀態的技術方法。

　　儘管歷代醫家對小兒體質狀態的研究和臨床實踐一直沒有間斷，但是小兒體質狀態的研究仍存在諸多問題，臨床應用體系還不完善，這就要求我們隨著時代的不斷變化，以及對健康意識的不斷提升，更加深入、系統地研究解決體質狀態中存在的問題，並在臨床中廣泛應用，逐步由小兒體質學說發展為小兒體質學。為此，本書收錄筆者主持的「小兒體質狀態辨識方法與干預技術示範性研究」最新成果，供同行參考。書中有許多不足，甚至某些觀點異於同道，希望給予批評指正。

侯江紅

第一篇
小兒體質學說理論基礎

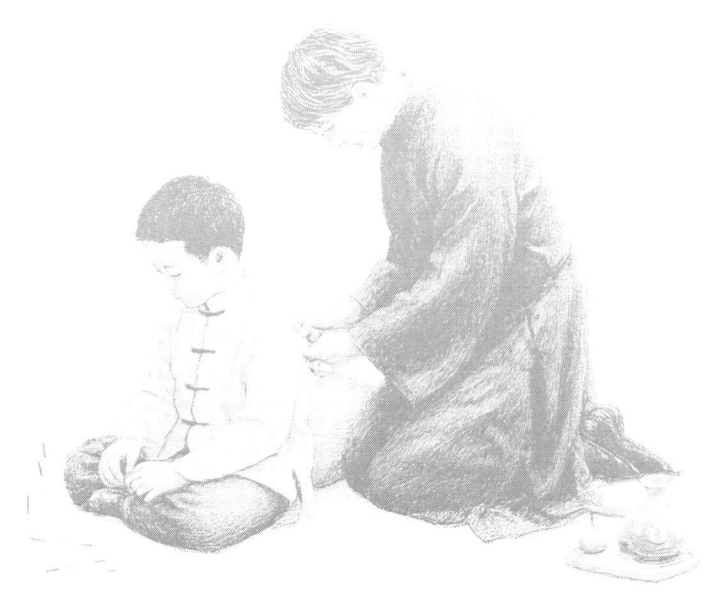

◇ 第一篇　小兒體質學說理論基礎

一、小兒體質理論的古代文獻解析

1. 小兒體質的提出

「體質」一詞在歷代中醫文獻中稱謂不一，有氣質、氣體、素質、體質等不同名稱，直至葉桂（葉天士）、華岫雲才始稱體質。早在兩千多年前的《黃帝內經》中，就有對體質的論述，對人體體質類型作了多種分類。如《黃帝內經·靈樞·通天》把人分為太陰之人、少陰之人、太陽之人、少陽之人、陰陽和平之人五種類型。又如《黃帝內經·靈樞·壽夭剛柔》指出：「形有緩急，氣有盛衰，骨有大小，肉有堅脆，皮有厚薄，其以立壽夭奈何？」雖是人的先天稟賦，但是可以根據這些形、氣的不同情況來衡量體質之強弱，從而推斷其壽命長短。《黃帝內經·靈樞·壽夭剛柔》還指出：「此天之生命，所以立形定氣而視壽夭者，必明乎此立形定氣，而後以臨病人，決死生。」提出如何確定體質的強弱，判斷元氣的盛衰，觀察形與氣之間平衡與否，而後決定治療措施。而小兒之體質特點，首見於《黃帝內經·靈樞·逆順

肥瘦》：「嬰兒者，其肉脆、血少、氣弱」，提出了小兒體質學說的生理基礎。

2. 小兒體質形成的因素

小兒體質的形成，由先天稟賦和後天因素共同作用。先天稟賦主要取決於父母，是小兒體質的基礎，會在後天因素的參與、影響和累積下發展變化。

《幼科發揮·胎疾》說：「肥瘦、長短、大小、妍媸（注釋：一ㄢˊ ㄔˊ，美醜），皆肖父母也。」《格致餘論·慈幼論》中說：「兒之在胎與母同體，得熱則俱熱，得寒則俱寒，病則俱病，安則俱安。」明確指出小兒體質與父母密切相關，母親的健康、營養、精神狀態等，都直接或間接影響胎兒的生長發育，進而影響孩子的體質狀態。《景岳全書·小兒則》說：「母多火者，子必有火病；母多寒者，子必有寒病；母之脾腎不足者，子亦如之。」

母親體質的寒、熱、虛、實直接影響了小兒體質，使小兒體質偏寒、偏熱、偏虛、偏實或稟其特異體質。《黃帝內經·素問·奇病論》指出：「其母有所大驚，氣上而不下，精氣並居，故令子發為癲疾也。」指出母體孕育胎兒時的疾病，也影響著小兒體質和非健康傾向。《景岳全書·傳忠錄》云：「以人之稟賦言，則先天強厚者多壽，先天薄弱者

◇ 第一篇　小兒體質學說理論基礎

多夭。」指出先天因素影響體質狀態，進而影響人的壽命。《幼幼集成‧護胎》謂：「所以年少生子者，或多羸弱，欲勤而精薄也；老年生子者，反見強盛，欲少而精全也。」是指備孕期間男子天癸充沛與否，對孩子體質狀態的影響。

《幼幼集成‧護胎》又說：「胎嬰在腹，與母同呼吸，共安危，而母之飢飽勞逸，喜怒憂驚，食飲寒溫，起居慎肆，莫不相為休戚。」由此可見母親的飲食起居、七情六慾、勞逸適宜與否，決定小兒體質強弱。

《黃帝內經‧素問‧痹論》說：「飲食自倍，腸胃乃傷。」

《醫宗金鑑》說：「小兒恣意肥甘生冷，不能運化，則腸胃積滯矣。」說明在後天因素影響中，飲食習慣對小兒體質的形成，產生很大的作用。

《呂氏春秋‧盡數》說：「輕水所，多禿與癭人；重水所，多尰（ㄓㄨㄥˇ）與躄（ㄅㄧˋ）人；甘水所，多好與美人；辛水所，多疽與痤人；苦水所，多尪（ㄨㄤ）與傴人。」《黃帝內經‧素問‧異法方宜論》說：「其民陵居而多風，水土剛強……故邪不能傷其形體。」《醫學源流論‧五方異治論》亦有類似的論述：「人稟天地之氣以生，故其氣體隨地不同。西北之人，氣深而厚，凡受風寒，難於透出，宜用疏通重劑；東南之人，氣浮而薄，凡遇風寒，易於疏洩，宜用疏通輕劑。」俗話說：「一方水土，養一方人」。

正如《黃帝內經・素問・異法方宜論》云：「故東方之域，天地之所始生也。魚鹽之地，海濱傍水……西方者，金玉之域，沙石之處，天地之所收引也，其民陵居而多風，水土剛強……北方者，天地所閉藏之域也，其地高陵居，風寒冰冽……南方者，天地所長養，陽之所盛處也，其地下，水土弱，霧露之所聚也……中央者，其地平以溼，天地所以生萬物也眾。」以上顯示人們居處的地理環境、水土風俗、氣候差異，都會影響體質狀態的形成，這是基於「臟腑嬌嫩，形氣未充」的小兒生理特點。小兒體質的形成，受多方面因素的影響，其中先天稟賦占主要因素，同時後天因素，包括飲食習慣、勞逸適宜、環境氣候等，也會顯著影響小兒體質的形成。

3. 小兒體質特點

(1)純陽學說

最早提出「純陽」的是《顱顖經》。《顱顖經・脈法》云：「凡孩子三歲以下，呼為純陽，元氣未散。」然而純陽的含義闡述不夠明確，歷代醫家都有論述，各有側重。《小兒藥證直訣》曰：「小兒純陽，無煩益火。」這種觀點很片面，陰陽互根互用，此說法單純強調陽的作用，忽略陰的作用，而陽不可能脫離陰獨立存在。《聖濟總錄・小兒風熱》云：「小兒體性純陽，熱氣自盛，或因觸犯風邪，與熱氣相搏，外客

皮毛，內壅心肺，其狀惡風壯熱，胸膈煩悶，目澀多渴是也。」指出「純陽」有雙重含義，一為小兒在生理上陽氣旺盛，是其體質特點；二為在病理上易與邪相搏，發為熱病，也可以理解為小兒這種「純陽」體質的非健康傾向是易發熱病。《黃帝素問宣明論方·小兒門》曰：「大概小兒病者，純陽，熱多冷少。」諸多醫家將小兒純陽之體當成陽旺熱盛來解，以致寒涼藥物在兒科廣泛使用。但是，長期應用寒涼藥物易傷陽氣，又易形成小兒陽虛體狀態。《奇效良方·小兒門》云：「古云，男子七歲曰髫（ㄊㄧㄠˊ），生其原陽之氣，女子八歲曰齔（ㄔㄣˋ）；其陰陽方成，故未滿髫齔之年，呼為純陽。」意指小兒變蒸之數未足，陰陽之氣未充。《醫學正傳·小兒科》云：「夫小兒八歲以前曰純陽，蓋其真水未旺，心火已炎。」此認為純陽概括了心火與腎水兩方面，水為陰，真水未旺即陰氣不足，而心火已炎，則指內熱旺盛，認為純陽與陰不足相關。《育嬰家祕·鞠養以慎其疾》曰：「小兒純陽之氣，嫌於無陰，故下體要露，使近地氣，以養其陰也。」《馮氏錦囊祕錄》云：「天癸者，陰氣也。陰氣未至，故曰純陽，原非謂陽氣有餘之論。」皆反對陽氣有餘的說法，認為小兒純陽是陰氣未足的緣故。

《醫學源流論·幼科論》云：「蓋小兒純陽之體，最宜清涼。」在此體質學說指導下，確定了純陽之體的治則，即清

涼。但《溫病條辨・解兒難》中批判了「無論何氣使然，一以寒涼為準」的觀點，並提出「不知兒科用苦寒，最伐生生之氣也」，提倡保護小兒的陽氣。《脈因證治》云：「小兒十六歲前，稟純陽氣，為熱多也。」《臨證指南醫案・幼科要略・總論》說：「襁褓小兒，體屬純陽，所患熱病最多。」是指病理條件下熱多的情況。「純陽學說」主要從小兒的生長發育旺盛，發病後易化熱化火，以及治療宜清涼，來闡述小兒的體質特點。小兒發病熱證居多，與其致病因素，以及外感六淫和內傷飲食等密切相關。外感風、熱、暑邪均為陽邪；六淫之寒邪易束遏肌表，日久鬱而化熱；六淫溼邪，易阻遏氣機，氣鬱而化熱；飲食停聚中焦，氣機鬱滯，鬱而化熱，諸多熱證，成因不一，但非都是清熱苦寒之藥所宜。從中醫學基礎理論來看，陽是人生命活動的原動力，陽氣旺盛則生命活動旺盛，小兒處於生長發育階段，故陽盛能推動生長發育。此為純陽之義。

(2) 稚陰稚陽學說

在《溫病條辨》中論述了「小兒稚陽為充，稚陰未長」，這是指小兒階段的機體柔嫩，形氣未充，脾胃嬌弱、腎氣不足、腠理疏鬆、神氣怯弱、筋骨易脆等。《小兒藥證直訣・變蒸》說：「五臟六腑，成而未全……乃全而未壯也。」由於以上生理特點，導致小兒發病容易，傳變迅速，易寒易

◇ 第一篇 小兒體質學說理論基礎

熱，易虛易實，但小兒生機旺盛，臟氣清靈，疾病易趨康復，治療用藥宜審慎準確。在《溫病條辨·解兒難》中對「稚陰稚陽」的認知，進行了歸納和解說。書中指出：「古稱小兒純陽，此丹灶家言，謂其未曾破身耳，非盛陽之謂。小兒稚陽未充，稚陰未長者也。」明確指出「純陽」並不等於「盛陽」。「稚陰稚陽」理論的提出，也是長期以來對「純陽」的不同認知進行學術爭鳴的產物。《溫病條辨·解兒難》云：「男子生於七，成於八；故八月生乳牙，少有知識；八歲換食牙，漸開智慧；十六而精通，可以有子；三八二十四歲真牙生而精足，筋骨堅強，可以任事，蓋陰氣長而陽亦充矣。女子生於八，成於七；故七月生乳牙，知提攜；七歲換食牙，知識開，不令與男子同席；二七十四而天癸至；三七二十一歲而真牙生，陰始足，陰足而陽充也，命之嫁。小兒豈盛陽者哉！俗謂女子知識恆早於男子者，陽進陰退故也。」闡述了陰陽從幼稚階段開始逐漸發展、旺盛的趨勢，揭示了人整個生長發育過程中的體質特點。在《幼幼集成·凡例》論道：「幼科論證，悉以陽有餘，陰不足立說，乖誤相承，流禍千古。後人誤以嬰兒為一團陽火，肆用寒涼，傷脾敗胃。」濫用苦寒，損傷脾胃，釀生痰溼的情況，也是當今臨床的一大失誤，加之抗生素等具有寒涼之性藥物的大量應用，使陽氣不足的小兒越來越多。此為對小兒「純陽學說」的誤讀。《保

赤存真》也說:「真陰有虛,真陽又豈無虛……此又不可徒執小兒純陽之論也。」又說:「陰之滋生,賴陽之濡化也……陽可以統陰,陰不能統陽。」此觀點未刻意強調小兒純陽,對小兒病理、生理特點的認知,回歸客觀。《醫學三字經》也認為小兒「稚陽體,邪易干」,由於小兒臟腑嬌嫩、脾胃虛弱,對外邪的抵抗能力較弱,加上其寒熱不能自調,乳食不能自節,一旦調護失宜,則外易為六淫之邪侵害,內易為飲食所傷。指出小兒「陽」不是有餘,而是「稚陽未充」。「稚」乃「幼禾,幼小」之意,即幼小嫩弱,尚未生長發育成熟之義。稚陰稚陽是指小兒時期,無論是在物質基礎或生理功能上,都是未發育完善的。這也是小兒體質狀態可變性的生理基礎。

(3)陽有餘陰不足學說

《格致餘論》云:「陽有餘、陰不足。」《醫學正傳・小兒科》提出:「夫小兒八歲以前曰純陽,蓋其真水未旺,心火已炎。故肺金受制而無以平木,故肝木常有餘,而脾土常不足也。」此言,肺金被心火制無以平肝木,金不克木,肝氣有餘,肝主升發,升發之機旺盛,才能生長發育迅速。明代兒科醫家萬全,對小兒生理、病理特點提出五臟有餘、不足之說,即肝常有餘,脾常不足,心常有餘而肺常不足,腎常虛,從陰陽而論為陽有餘、陰不足。《幼科發揮・五臟虛

實補瀉之法》中說：「云肝常有餘，脾常不足者，此卻是本臟之氣也，蓋肝乃少陽之氣，兒之初生，如木方萌，乃少陽生長之氣，以漸而壯，故有餘也。腸胃脆薄，穀氣未充，此脾所以不足也。」小兒生長發育迅速，依賴於肝木升發條達之氣旺盛。脾常不足是因為脾屬土，主運化。小兒生長發育迅速，對氣、血、津液等營養物質的需求迫切，而脾的運化功能尚未健全，難以滿足小兒生長發育的需求，這也是小兒易為積滯體狀態的生理基礎。《寓意草·辨袁仲卿小男死證再生奇驗並詳誨門人》云：「蓋小兒初生，以及童幼，肌肉、筋骨、臟腑、血脈，俱未充長，陽則有餘，陰則不足。」主要概括為小兒發育尚未成熟，生長發育旺盛，陽氣相對旺盛，而陰氣相對衰弱，小兒疾病多表現為陽熱之證。在《臨證指南醫案·幼科要略》中也說：「再論幼稚，陽常有餘，陰未充長。」「陽有餘、陰不足」，往往作為對「純陽」學說的一種註解，也就是說陽氣偏盛，而陰未充足，是對「純陽」學說的補充。

(4) 少陽學說

《育嬰家祕·五臟證治總論》中說：「蓋肝之有餘者，肝屬木，旺於春。春乃少陽之氣，萬物之所資以發生者也。兒之初生曰芽兒者，謂如草木之芽，受氣初生，其氣方盛，亦少陽之氣，方長而未已，故曰肝有餘。有餘者，乃陽自然

有餘也。」肝主升發條達，肝氣有餘，則生長發育旺盛。持「少陽」之論者，是基於小兒生機旺盛，如旭日之初升，草木之方萌，合於少陽。民國時期張錫純《醫學衷中參西錄》則認為：「小兒少陽之體，不堪暑熱」。由上可知，小兒「少陽」之說，既包含生機萌發，其氣方長的生理特點，也明示了易患熱病、易致肝火體狀態。

4. 小兒體質與日常護理

《育嬰家祕》有言：「小兒在腹中，賴血以養之，及其生也，賴乳以養之。乳，積血所化也。未及一歲之後，不可便以肉果啖之，胃薄脾脆，不能消化也。」小兒臟腑嬌嫩，形氣未充，如不加節制，終會損傷脾胃，正所謂《幼科發揮》云：「乳多終損胃，食壅即傷脾。」脾胃損傷，消化腐熟失司，成積成滯。《格致餘論・慈幼論》認為：「人生十六歲以前，氣血俱盛，如日方升，如月將圓，唯陰長不足……血氣俱盛，食物易消，故食無時。然腸胃尚脆而窄，若稠黏乾硬，酸鹹甜辣，一切魚肉、木果、溼麵、燒炙、煨炒，但是發熱難化之物，皆宜禁絕。只與乾柿、熟菜、白粥，非唯無病，且不縱口，可以養德。此外生慄味鹹，乾柿性涼，可為養陰之助。然慄大補，柿大澀，俱為難化，亦宜少與。婦人無知，唯務姑息，畏其啼哭，無所不與。積成痼疾，雖悔何及，所以富貴驕養，有子多病」。何謂有節，《育嬰家祕・

◇ 第一篇　小兒體質學說理論基礎

鞠養以慎其疾》云：「按陳氏曰小兒宜吃七分飽者，謂節之也。」不過小兒無知，見物則愛，豈能節之？節之者，實則「父母也」。若父母不知，縱其所欲，則「如甜膩粑餅、瓜果生冷之類，無不與之，任其無度，以致生疾，雖曰愛之，其實害之」。強調父母的飲食習慣，影響著日後小兒體質狀態的形成。《陳氏小兒病源方論》中的「養子十法」，即「要背暖、要肚暖、要足暖、要頭涼、要心胸涼、勿令忽見非常之物、脾胃要溫、兒啼未定勿便飲乳、勿服輕朱、宜少洗浴」，強調生活起居對小兒體質狀態的影響。陳氏在「養子調攝」中還強調，「養子若要無病，在乎攝養調和」，如「吃熱，吃軟，吃少，則不病；吃冷，吃硬，吃多，則生病」，宜「忍三分寒，吃七分飽，頻揉肚，少洗澡」。小兒的日常調理也很重要，《兒科要略》也指出：「嬰孩衣服，不可過暖，過暖則令筋骨柔弱，宜時見風日，不見風日，則令肌膚脆軟，往往成童之兒，體質軟弱，動輒感冒，實由襁褓時所造成者，不在少數也。」小兒應多晒太陽，適量運動，「玩好」才能「長好」。《景岳全書・小兒則》說：「小兒飲食有任意偏好者，無不致病，所謂爽口味多終作疾也，極宜慎之。」以上論述了飲食、起居、運動影響小兒的體質狀態，和由體質狀態而導致的非健康傾向。小兒體質狀態與父母的飲食習慣息息相關，父母健康的飲食觀念和正確的日常養護，對小

兒健康體質的形成，具有重要意義。

　　總之，關於小兒體質，從《黃帝內經》開始就有論述，古代醫家充分意識到體質狀態對小兒生長發育、易患疾病、調治原則的影響。這為現代醫家更進一步地研究小兒體質學說，奠定了理論基礎，也為小兒體質學說在臨床上的應用，提供了借鑑。

◇ 第一篇　小兒體質學說理論基礎

二、小兒健康體質的定義與說明

　　什麼是小兒健康體質狀態？目前還沒有清晰的界定，很難用一句話評判。小兒健康體質狀態之所以難以界定，是基於三個原因：一是小兒是一個不斷生長發育的生物體，而且這種生長發育是迅速的，是一個量變加質變的過程。因此，其健康標準隨時間累加而量變，也隨時間累加而質變。就像語言發展到一定程度，會促進智力、心理、社會適應能力的變化一樣。運動能力的不斷提升，不僅促進肌肉、四肢的健康發育，也會帶來認知能力的提升。二是小兒健康標準具有一定的群體類同特性。也就是說，小兒健康標準應該與同年齡層相比對，甚至不同地域、不同環境下生長的孩子，其健康狀態標準也會不同，如 1 歲孩子的形體運動能力、認知能力是否正常，應與大多數 1 歲孩子的群體作比較。在認知、心理、智力發育上，也應與成長環境、社會環境，甚至自然環境類同的孩子相比較。在社會健康、智力正常評價方面，貧窮地區、發達地區，都會因不同的經濟條件、教育程度而有所不同，所以，不能簡單地以某個群體或個體健康標準，去界定另一個群體或個體。三是小兒健康標準具有一定的個體差異性，其差異可以隨時間及生長環境而得到彌補，這種

個體差異,與同齡群體不能太大,整體和某個方面健康相比,也不能差異太大。總之,掌握三個原則:認同差異,差異不大,差異可後天彌補。若某個群體或個體的健康類比差異較大,則表示非健康狀態。所以,小兒健康狀態標準是基於同齡大多數個體的狀態,同時也是理想目標。

小兒健康狀態是軀體、精神、心靈和社會的動態完好狀態,而不僅是沒有疾病。包括身體健康、心理健康、道德健康和良好的社會適應能力。

1. 身體健康

體形勻稱,與同齡孩子體重、身高相近,與同齡孩子生長發育速度相近。面色紅潤,毛髮光澤,雙目有神,呼吸和暢,唇色紅潤,精力充沛,嬉戲愉悅,活潑好動,睡眠安穩,飲食均衡,二便通暢。身體健康在中醫表達為體質平和,陰陽相對平衡,氣血調和。

2. 心理健康

智力發育正常,情緒良好,心理特點符合年齡層,壓力反應適度,與人相處交流容易,對外界環境變化敏感,注意力較集中。

3. 道德健康

傾向保持正向、高尚和完美的狀態。包括不以損害他人利益來滿足自己的需求，具有一定的辨別真與偽、善與惡、美與醜等是非觀念，對待小朋友友善，樂意幫助別人，喜歡做好事，尊敬老師，孝敬長輩，能按照社會行為的規範準則來約束自己及支配自己的思想和行為。只有身體健康、心理健康、適應社會、道德健康才是真正的健康。

4. 良好的社會適應能力

較易適應社會環境，能較早處理個人生活事宜，有良好的禮讓行為，對社會活動有較強的興趣和參與意識，學習習慣良好，有一定的抗壓能力，有一定的信心和勇氣。

三、小兒體質學常用術語解析

1. 小兒亞健康狀態

　　狀態是人或事物表現出來的形態。人體狀態通常分為三種，即疾病狀態、健康狀態以及介於疾病和健康之間的亞健康狀態，也有人叫第三狀態、中間狀態、次健康狀態、健康低質狀態、灰色狀態。這些稱謂都有一定的臨床意義，只是強調點不同，我們可以用圖1大體表達對小兒機體三種狀態的認知。人體是否存在亞健康狀態，學術界有爭議，多數學者認同亞健康狀態的稱謂，而且也一直廣泛使用這個稱謂。其實疾病和健康都是一種狀態，而這種狀態是機體的一個範圍，是機體變化的一個過程，其內涵也隨著人們認知的深入，在不斷發展和變化，如某些軀體疾病或心理疾病，過去認為是健康的，現在認為是疾病。同樣過去認為是疾病的，現在認為是健康，如人體自然衰老過程中的一些現象，像關節退化、視力下降、性功能減退等。因此，亞健康狀態的提出，有其合理性和臨床性。大凡處於非健康狀態，又不歸屬明顯疾病狀態的人體狀態，均可以歸屬為亞健康狀態。亞健康狀態的提出，對健康狀態的促進、疾病預防，都有正向效果，切合中醫養生保健的理念，也展現中醫治未病的思想。

◇ 第一篇　小兒體質學說理論基礎

因此，亞健康概念也為中醫廣泛借用。相對於成人的亞健康，小兒也存在亞健康狀態，只是小兒亞健康狀態較成人亞健康狀態有所不同，小兒不是成人的縮影，其亞健康狀態的表現、產生的機制，均異於成人。事實證明，小兒亞健康狀態同樣廣泛存在，它更靠近（趨向）疾病狀態，而且更具可逆性、可變性、交叉性。開展小兒亞健康狀態的研究，有利於促進小兒的生長發育，減少疾病的發生，是小兒養生保健領域的重要研究內容。

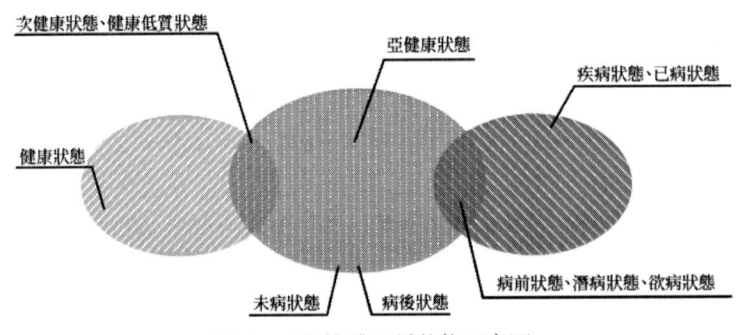

圖 1　小兒機體三種狀態示意圖

2. 小兒亞健康狀態易疾病現象

小兒亞健康狀態是一種非健康、非疾病的狀態，但是，許多時候，這種第三狀態，更加接近疾病狀態。如在現代醫學呼吸系統中的感冒、咳嗽、哮喘（氣喘）、扁桃腺發炎等疾病，在機體出現亞健康狀態中的氣虛體狀態、陽虛體狀

態、熱盛體狀態、痰溼體狀態等偏頗體質狀態時，極易發生上述疾病。而在中醫，上述疾病的不同證型階段，許多症、徵要素與小兒亞健康狀態的症、徵要素類同，甚至是主要要素。如氣虛型感冒中的氣虛體症、徵要素；寒型哮喘的陽虛體症、徵要素，痰溼咳嗽或痰溼肺炎喘嗽中痰溼體症、徵要素等。所以，小兒亞健康狀態不同於成人，其亞健康狀態更容易轉化為疾病狀態，這就是小兒亞健康狀態的易疾病現象，易疾病現象就是易發生某些疾病的現象。

3. 小兒亞健康狀態的逆變性

小兒亞健康狀態廣泛存在於小兒的生長發育過程中，基於小兒的生理特性，這種亞健康狀態總是處於變化中，這種變化是多變的，而且是可以逆轉的。小兒亞健康狀態中的偏頗狀態，可以多種狀態兼有，其階層也可以呈動態變化，比如同一個孩子，可有積滯體、熱盛體、高敏體等，這種階層也不是一成不變的，小兒亞健康狀態的逆變性，受多種因素的影響。小兒亞健康狀態的逆變特性，其生理基礎是「臟腑嬌嫩，形氣未充」、「臟氣清靈，易趨康復」、「純陽體」、「稚陰稚陽體」等生理特性。

4. 小兒非健康傾向

小兒非健康傾向是指小兒的機體狀態處於非疾病狀態，但也並非處於健康狀態，實際上是一種非疾病、非健康的中間狀態，也就是小兒亞健康狀態。小兒非健康傾向通常用於描述小兒的機體狀態由健康狀態向非健康狀態轉變的傾向。若在亞健康狀態中用此術語，通常表達這種亞健康狀態向疾病狀態發展的趨向性。

5. 小兒不同偏頗體質狀態易發疾病、易發症狀

這是指小兒不同偏頗體質狀態下易發疾病、症狀、生命徵象。小兒不同偏頗體質狀態易發疾病和易發症狀：久咳、易感冒、易咳喘、易發熱、易乳蛾（扁桃腺發炎）、易口瘡（口腔潰瘍）、易積滯、易鼻塞、易針眼（瞼腺炎、麥粒腫）、易腹瀉、易蕁麻疹、易淫疹（淫瘡）、易鼻衄（流鼻血）、易哭啼、易跌仆、易噴嚏、入寐難、淺寐、過動徵、抽動徵、嗜睡、多夢、嗜異現象（異食症）、貪食（善食、多食、善飢餓）等，這種現象用「易＋」表示，「＋」可以是疾病、症狀、生命徵象，也可單獨用「＋」表述，如入寐難、過動徵等。總之，「易」冠於首，表示好發、多發、易患。

6. 小兒已病狀態

小兒已病狀態簡稱小兒已病態，是指小兒機體處於共識的疾病狀態，通俗地說，處於明確的生病階段，這種小兒已病態，可以是疾病的各個時期或階段。小兒已病態被引用到小兒養生保健領域，是基於小兒未病態（未病狀態）的。已病態也是養生保健的研究範疇，無論小兒還是成人，已病態通常強調的是祛邪、祛病，而基於主動健康思維的中醫養生學，更強調實現扶正祛邪，扶正不留邪，祛邪不傷正，減毒增效的目標。在疾病治療中，更加引入中醫養生理念，是未來中醫臨床工作的重點。

7. 小兒未病狀態

小兒未病狀態簡稱小兒未病態，是指小兒機體處於沒有疾病的狀態，同時也沒有明確處於健康狀態。因此，在養生保健領域，通常指小兒亞健康狀態。小兒亞健康狀態是小兒養生保健重要的研究領域。

8. 小兒欲病狀態

小兒欲病狀態簡稱小兒欲病態，是指小兒機體即將進入疾病狀態，也有人叫病前狀態、潛病狀態。通常表述的是快要患病的一種機體狀態，這種小兒欲病態，依據疾病不同，其表現也不同，可以是宏觀的症狀、生命徵象表現；也可以

是某些微觀指標的變化，此方面的相關研究較為缺失。也有人將小兒欲病態歸屬亞健康狀態，這是基於非疾病、非健康的思維，也不能認為是錯誤的，但小兒欲病態在未病這個範圍，更靠近疾病狀態。因此，單獨提出小兒欲病態，對預防疾病發生、阻止疾病復發具有正向效果。如小兒感冒前，往往表現出輕微的噴嚏、鼻癢等症狀，將其歸屬為感冒的欲病態，對避免感冒的過度治療，阻止感冒的進展，有正向效果。

9. 小兒病後狀態

小兒病後狀態簡稱小兒病後態，是指小兒某一疾病狀態剛剛結束後的一種狀態，從疾病的意義上來說，小兒已病態已經結束，但機體並沒有處於完全健康狀態，實際上也可以理解為疾病過程中導致機體一定程度的損傷，機體組織損傷未修復或某些功能未恢復。這種小兒病後態，可能由於疾病本身，也可能是由於藥物所導致。研究小兒病後態，對病後機體康復、減輕疾病干預措施對機體的影響、減少疾病復發、減少併發症等，具有正向效果。

10. 已病時、未病時、欲病時、病後時

這是基於時間概念上的小兒機體狀態，實際上就是指小兒已病態、未病態、欲病態、病後態在時間上的表達。對於

群體性機體狀態的臨床研究，時常用「時」表達。在預防某些與時間上相關的疾病，如流感、痢疾、麻疹、水痘等疾病時，我們根據其易發病的時段，採取一定的預防措施，可減少該疾病的發生，另外，還要防止這些疾病的復發，如在小兒痢疾病後，要防止因飲食不當，導致疾病復發等。所以說，「機體＋時」，不能完全等同於「機體＋狀態」。此四種表述是有一定臨床意義的。

11. 未病之人、已病之人、欲病之人、病後之人

這是指處於某種機體狀態的某個個體人，如小兒未病之人、已病之人、欲病之人、病後之人，與小兒未病態、已病態、欲病態、病後態表達不同，一個稱謂是人，「機體＋人」；一個稱謂是狀態，「機體＋狀態」。其「人」在某些情況下，也可以指人群，如欲病人群。

12. 易感人群

易感人群是指對某一特定疾病，缺乏足夠抵抗力的人群。若遇到這種病因後，可能會受到感染或發病，如手足口病的易感人群是小兒。肺炎喘嗽是小兒的易患疾病、風寒外感是小兒的易感因素；又如小兒易乳蛾、久咳等。研究小兒易感人群是預防易感疾病的重要任務之一。

13. 易感環境

易感環境多指某種致病因素導致疾病發生的適宜環境，通常指某些致病因素的易發生季節、場所、環境。如小兒感冒的易發季節是冬、春季。人員相對密集的場所或陰暗潮溼的環境，易患時疫性疾病（流行病）。在過度寵愛環境中生活的孩子，易發厭食、疳證、歇斯底里（癔症）等。

14. 易感時段

易感時段是指易罹患某種疾病的時間、季節、年分，如哮喘好發於冬、春季，溼熱洩瀉好發於夏季，暖冬年分易發疫病。也可指某種致病因素容易致病的時間、季節、年分，如暑假的小兒意外傷害、節日期間的飲食所傷、考試期間的情志致病，季節交替時的外感致病等。

15. 易感狀態

易感狀態是指小兒易感觸某種致病因素或易罹患某種疾病的個體或群體的機體狀態。這是基於個體或群體處於某種偏頗機體狀態，而這種機體狀態易感觸某些致病因素，易患某些疾病，或有患這些疾病的趨向。如積滯體狀態的孩子，易感外感病因，更易患外感病，同時更易被乳食所傷，從而引起吐、瀉、滯、疳等脾系疾病。易感狀態強調的是不同機體狀態對致病因素的敏感性不同，對致病後的病理反應也不

同,所以,罹患的疾病也不同。

　　小兒的易感狀態是動態變化的,這種動態變化受多種因素影響。研究小兒的易感機體狀態,對疾病的預防、早期干預,具有正面的意義。

16. 小兒體質狀態辨識

　　小兒體質狀態關係到小兒的生長發育,影響孩子的整體健康,關係到小兒發病因素的易感性,展現出不同的病機、不同的演變規律,也導致不同的疾病發生。總之,小兒體質狀態是評估小兒健康與非健康、預測疾病發生傾向的重要基礎。因此,開展小兒體質狀態辨識的研究和應用,對小兒的健康維護、疾病的預防,有著正面的臨床意義。小兒體質狀態辨識,是對小兒體質狀態評價行為的表述;而小兒體質狀態辨識方法,則是指對小兒體質狀態評估的措施。小兒體質狀態辨識技術,則是指對小兒體質狀態進行辨識過程中的具體技術方法、步驟、流程、技術操作規範。

　　小兒體質狀態辨識系統,是指將小兒體質狀態辨識技術、方法和量表,轉換成電腦的語言,用電腦語言保存臨床數據,透過電腦,對小兒體質狀態進行評估的一套工作系統。

　　小兒體質狀態辨識儀,是指依據小兒體質狀態辨識系統

而開發的一種硬體設備，用於小兒體質狀態的評估或測試，是一種中醫的健康檢測設備。小兒體質狀態辨識儀，是小兒體質狀態辨識系統的媒介，它可以展現出小兒體質狀態辨識系統的功能，其實可以理解為「辨識儀」是硬體，「辨識系統」是軟體。

小兒體質狀態評估，與小兒體質狀態辨識表達的意義是一致的，都是對小兒體質狀態進行確認的一種行為。

17. 小兒體質狀態梯度評估

小兒體質狀態梯度評估是指對小兒各偏頗體質狀態，依據主次，進行順序表達的一種行為，也是進行小兒體質狀態辨識、評估、測試、評定的行為。將各偏頗體質狀態依據評估數值由高到低排序，通常將數值較高的表達在第一位，依次是第二、第三位，超過體質狀態總數值30%的，都有一定的臨床意義，臨床醫生可以根據小兒偏頗體質狀態的梯度，結合臨床實際制定調理方案，以達到改正偏差的目的。相關專家對小兒偏頗體質狀態梯度進行分析、評估、預警，給出更加符合臨床實際的分析評估結論，以指導調理方案的制定，通常梯度評估應有紙本版或電子版的梯度評估報告。小兒偏頗體質狀態梯度評估要由專業的臨床醫師、兒童健康體檢師、兒童保健師、治未病醫師、健康管理師、中醫養生醫師或相關工作者來進行，並發送評估報告。相關工作者應

依據小兒偏頗體質狀態梯度結果，結合被評估對象既往資訊和臨床實際綜合分析後，做出梯度評估結論。

18. 小兒體質狀態的多變性

小兒體質狀態具有多變的特性。所謂多變，一是指一個孩子可以具有多種偏頗狀態，只是梯度不同。二是指偏頗體質狀態受多因素影響，是動態變化的，也就是說，其梯度的排序是變化的。三是指小兒偏頗體質狀態容易逆轉，這也符合「臟氣清靈、易趨康復」的生理特點。我們將小兒偏頗體質狀態的這種多變現象，稱為小兒體質狀態多變性，這為小兒偏頗體質狀態的干預，提供了理論支持，有利於小兒偏頗體質狀態臨床干預方案的制定、完善、修改。

19. 小兒亞健康狀態的相關因素

小兒亞健康狀態的相關因素，是指形成、影響小兒亞健康狀態的各種因素，通俗地說，就是容易引起小兒亞健康狀態的那些因素，其實質也是形成小兒偏頗體質狀態的因素，如先天因素、乳食因素、外感因素、情志因素、環境因素、醫源因素、生活起居因素、睡眠因素、運動因素、監護人因素等。

20. 小兒偏頗體質狀態的先天因素

小兒偏頗體質狀態的先天因素，有以下幾種情況：一是由於父母體質狀態的影響，可能基於基因的因素。二是備孕

◇ 第一篇　小兒體質學說理論基礎

期間的影響因素、孕期的影響因素。三是產後至大約 1 歲的影響因素。備孕因素包括父母備孕的年齡，通常父母備孕的年齡在 20～28 歲較為適宜。過早或過晚受孕（妊娠、懷孕）都會增加孩子出生後的健康風險，這也是偏頗體質狀態的基礎因素。所以，適齡受孕非常重要。備孕期間，男女雙方應保持心情愉悅、營養均衡、起居有常、勞逸結合，這是備孕的良好條件。如果有睡眠障礙、飲食不節、情志不遂，則會直接影響受孕的品質，甚至不易受孕。因此，備孕期間男女雙方保持健康狀態，是備孕的基礎條件。

　　受孕時間儘管沒有統一要求，但依據「天人合一」、「道法自然」的攝生之道，選擇冬季備孕、春季受孕較為合理，迎合春播、夏長、秋收、冬藏的四時順應之道。

　　孕期更是影響孩子出生後健康的關鍵時期。因此，孕期的各種不良刺激因素，其強度、持續時間，或孕婦的敏感度，均會不同程度地影響日後孩子的機體狀態。情志因素、起居因素、飲食因素、勞逸因素、環境因素、社會因素、疾病因素、藥物因素，還有射線、聲音、光照等，都會影響孩子日後的體質狀態。

　　產後包括出生過程、月子期間及出生後至大約 1 歲這些時段，也是孩子未來健康的一個重要階段。順產是指在有安全保障的前提下，讓胎兒經陰道娩出的分娩方式，也稱自然

分娩，在通常情況下提倡自然分娩，自然分娩更有利於孩子日後的健康。生產過程中的所有危險因素，均會不同程度地影響孩子的健康狀態，如難產、產傷、胎弱等。月子期間，母親的情志、飲食、起居、疾病、勞逸等，也會直接或間接影響孩子的健康，這個時期的孩子，由於要建立自己獨立的「脾主運化、肺主宣發、肝主疏洩、心主血脈、腎主封藏」等功能，因此這個時期的所有不利因素，均會影響孩子的五臟功能，也是日後影響孩子健康的先天因素。之所以將孩子出生後的一段時間也歸入先天因素，這是基於孩子出生後自身「臟腑嬌嫩、形氣未充」這個生理特點。此時期仍與在母體內一樣，得熱則熱，得寒則寒，極易受到影響。1歲內是孩子養成良好飲食習慣、睡眠習慣、二便習慣的重要時期，而這些習慣是未來健康的重要條件。同時，這個時期也是始語、始步、始齒、始視、始志、變蒸的重要階段，這個時期的生長發育，均會對今後的機體產生影響。所以，將出生後一段時間歸入先天因素，具有臨床實際意義。

21. 小兒偏頗體質狀態的乳食因素

乳食不節是小兒疾病的主要因素之一，同時也是影響小兒體質狀態的主要因素之一。我們知道小兒的機體狀態大部分處於亞健康狀態，而乳食不節是導致這種亞健康狀態的主要危險因素，也就是說，小兒這種亞健康狀態所表現的多種

◇ 第一篇　小兒體質學說理論基礎

偏頗體質，直接或間接受乳食因素的影響。在病因學中，乳食不節是許多小兒常見病的病因，在小兒體質學說中，它則是亞健康狀態最主要的影響因素。研究乳食因素對小兒體質狀態的影響，是基於中醫「治未病」的理念，對小兒疾病預防具有正向效果。

1)乳：母乳、牛乳、羊乳、人工乳。

2)食：各種食物，含穀類、肉類、蔬菜、水果等天然食物，包括多種人工食材、半成品食材。

3)不節：不節制、不適當、不合理、不安全、不禁忌之意。包含乳食的品質、數量、品種、時間、禁忌、冷熱、五味、軟硬、搭配、烹調、安全、時令、地域。

品質：過好、過差。

數量：單一、過雜。

品種：食材品種沒有因人、因年齡而異。

時間：就餐過程不定時（一頓飯吃很長時間），就餐不定時（不按時、按點吃飯），餐前、餐後不備時（吃飯間隔時間太短，沒有讓腸胃有準備時間，也包含運動後馬上就餐或就餐後馬上睡眠，夜奶較多）。

禁忌：某些食物不節制，某些食物不禁止。其禁、忌、節均應因人、因時、因地而異，如夏季冷食適度節制，冬季

就要禁止；陽虛體要禁止，其他體質應節制；久食冷食要禁止。南方、北方不同，潮溼、乾燥地區亦不同。

冷熱：吃熱不吃冷，熱不過度，冷不長久、不過度。五味：不可五味過度，要因人、因體質不同而五味調配不同，並應考量年齡、季節不同。

軟硬：吃軟則不病，應因時、因人而異，年齡越小越軟，隨著年齡的增加，應適當硬食，鍛鍊牙齒和腸胃。晚上以軟為主；氣虛體以軟為主；肝火體可適當硬些等。

搭配：應葷素搭配、果蔬搭配、五色搭配、五味搭配，搭配也應因人而異或因時而異。

烹調：少煎炸，粥養胃，調味不可過度，粗茶淡飯較宜。不宜讓食物過度細膩，如豆漿機、料理機等的使用。

安全：選天然與非天然食物時，要注意農藥汙染、食品添加劑等問題。

時令：非時令季節食材不宜攝取太多。

地域：一方水土養一方人，跨地域的食物不宜攝取過多。

22. 小兒偏頗體質狀態的外感因素

與小兒病因學說一樣，小兒外感之邪是指風、寒、暑、溼、燥、火六淫之邪，也含由皮毛、口鼻侵犯的疫癘之邪。

外感因素的入侵路徑，通常是肌膚、皮毛、九竅（雙眼、兩耳、兩鼻孔、口、前後二陰）。六淫和疫癘之邪除導致疾病外，也影響小兒體質狀態，受邪氣之輕重、持續之長久、正氣之強弱的影響。邪輕正弱可累及；邪輕正不弱，若持久亦累及；正強而邪甚亦累及；邪甚正盛，持久亦累及。六淫之邪，由六氣異變而生，其異為淫，必因發生太過、發生不及或非其時而有其氣（圖2）。如風、寒、暑、溼、燥、火六氣太過，機體難應，則為六淫；風為春令，春風太過，則易害人；反之，春主風氣之令，卻風氣不及，亦害人體；若春令主氣為風，卻溼氣過盛，其為非其時而有其氣，也成為害。

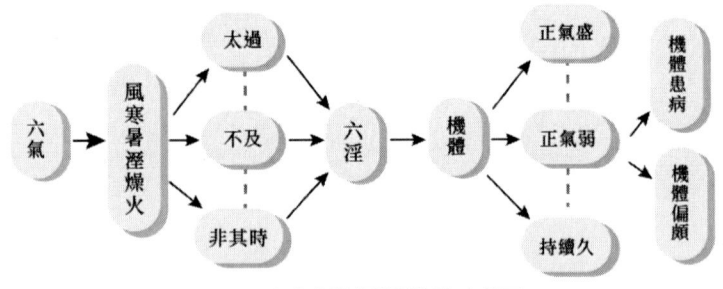

圖2　六氣淫變影響機體示意圖

23. 小兒發展遲緩

小兒發展遲緩是指小兒生長過程中，其體重、身高較正常小兒的數值低，體重、身高未達標。或孩子在某個階段身高、體重不再繼續成長，或成長數值明顯低於應該增加的平

均數值。某個階段的孩子生長緩慢，不代表當時的體重、身高未達標，只是某一個階段長得緩慢。小兒發展遲緩可因為疾病，也可因為亞健康。發展遲緩是小兒亞健康狀態的一個特徵，也是小兒亞健康的一種非健康傾向。

24. 小兒調理

人們共識的小兒年齡範圍是指 0～18 歲，實際臨床中多指性發育未成熟前的年齡層，最高年齡可能 18 歲，通常在 14 歲以下。

調理，有調整、糾正、理順、維護、保養、調養之意。其實就是運用中醫多種方法，重新平衡或保持機體健康狀態之意。小兒調理就是調理小兒機體狀態，使其機體狀態趨向平衡，維持穩定，通常用於小兒機體出現偏差或健康低質狀態、亞健康狀態。總之，小兒調理最好用於機體未形成疾病狀態前，是中醫小兒預防保健的重要理念。

25. 小兒調理人群

小兒調理人群是指調理理念、方法、技術所應用的目標人群。通俗地說，是將需要調理的所有小兒群體對象，都叫小兒調理人群。如小兒未病人群、亞健康狀態人群，甚至已病人群，調理的目的是健康維持，亞健康改正，已病狀態減

害增效，病後康復。小兒亞健康人群是小兒調理的主要群體，其狀態所占比重與成人接近，大約75%。

26. 小兒調理時機

小兒調理時機是指調理小兒機體狀態所選擇的時間節點，通俗地說，就是調理的時間、時候、時機。選擇調理的時機，是調理小兒機體狀態的切入點，是獲得最好調理效果的基礎。也可以理解為在什麼時間或在什麼時候進行小兒調理。調理的時機常有以下幾種情況：

1) 季節交替的時候：六氣更替、變化多端、變換快速，小兒稚陰稚陽之體，自穩能力差，寒暖無法自節，易導致機體失衡，故此時調理的目的在於預防疾病，提升機體的適應能力。秋末冬初、冬末春初都是小兒外感疾病的好發之時，此時調理，有助於預防小兒外感疾病。

2) 氣候突變的時候：六氣突變則為外感之邪，臨證多見外感致病。只有六氣突變才有可能成為淫邪而致病，又因小兒臟腑薄、藩籬疏，此時六氣突變，易致外感病。所以，氣候突變的時候，調理小兒機體狀態是預防小兒外感疾病的重要方法。氣候突變有當熱不熱而突然變涼，當寒不寒而突然變暖，當寒而寒甚，當熱而熱甚，當風而風劇，當燥而燥

甚,當溼而溼重。也包括熱久、寒久、風長(多風持久)、暑長、溼久。

3)居住環境改變的時候:指小兒常住環境突然改變的時候,如異地生活、境外生活,距離跨越較大的地域變化,鄉村與城市,南方與北方等。突然較大距離的地域變化,小兒機體狀態無法適應,自我調整能力又不足,容易出現機體偏差、失衡,甚至導致疾病。此時調理有助於機體失衡狀態恢復,提高機體的適應能力,減少因失衡而導致疾病的機率。有時候同一個地域,家庭居住環境突然的改變,也會引起小兒機體狀態的失調,這可能是由於不同家庭居住環境的差異,或不同家庭生活習慣的差異所致。

4)健康危險因素暴露的時候:是指小兒暴露在某種健康危險因素的時候,雖然還沒有導致疾病,但此時調理機體卻可避免或減少那些危險因素對機體的影響,如疫病接觸後、過度勞累後、飲食不節後、驚恐驚嚇後、情志不遂時、過寒過熱時等。調理的目的是避免或減輕這些因素對健康的不利影響。

5)遇到疾病危險因素的時候:是指那些可能導致疾病發生的因素作用於小兒機體的時候,如傳染病暴露時期、明顯的飲食所傷及六淫所傷等。調理的目的是避免或減少患病的可能性。

6) 課業緊張的時候：學齡孩子，每到課業緊張，尤其考試前期或考試期，多表現情志不遂、精神緊張、勞逸不節、睡眠失常等，易引起機體陰陽失衡、脾胃不和、肝脾不和等失調狀態。此時調理的目的是避免這些健康危險因素對身體健康造成的影響。

7) 幼兒園剛開學時：小兒由休假的家庭環境突然進入群體生活環境，加之春秋季節傳染性疾病或某些感染性疾病極易在群體中互相影響。因此，此時調理的是機體狀態，尤其是調理機體免疫狀態和腸胃功能狀態，目的在於減少疾病的發生，協助小兒機體適應這個時候的變化，維持機體健康狀態。

8) 藥物服用時候：某些藥物使用過程中或使用之後，機體受藥毒（藥物毒性）的影響或損傷，此時調理，目的在於避免或減輕藥物對機體的不利影響和傷害。也可以透過調理，提升機體對藥物有效性的應答，有人稱「減毒增效」作用。藥物的應用不當，包括持續過久、用量過大、種類過多等，即使用藥合理，也可能因個體機體狀態的差異，而影響機體健康。小兒機體柔弱，純陽之體，其對藥物的敏感性強，療效較成人更加明顯迅速，但也較成人更加不耐藥物的克伐，以致傷害機體，甚至導致藥源性疾病。

27. 小兒調理狀態

小兒調理狀態是指調理小兒的機體狀態，通俗地說，就是小兒的哪些機體狀態需要調理。通常有以下幾種狀態，當這些狀態出現時，應該給予調理，以糾正偏頗，保持健康或輔助治療疾病。

1）小兒偏頗體質狀態：小兒偏頗體質狀態有多種，常見的有積滯體狀態、氣虛體狀態、熱盛體狀態、高敏體狀態、陽虛體狀態、痰溼體狀態、怯弱體狀態、肝火體狀態。

2）小兒欲病狀態：調理這種狀態以使機體不發展為疾病狀態或減少疾病狀態的發生機率，這對易發、易復發疾病有未病先防的正向效果，如小兒哮喘、小兒反覆上呼吸道感染、慢性咳嗽等。

3）小兒亞健康狀態：其實已包含於小兒的偏頗體質狀態了，只是換了一種表述方式。處於小兒亞健康狀態的各種狀態，均可透過調理，使其趨向健康狀態。

4）小兒疾病狀態：在小兒疾病狀態下介入調理的理念，可輔助治療疾病，減輕祛邪過程中對正氣的損傷，也可以理解為「減毒增效」。另外，調理的目的之一是扶正。因此，扶正祛邪是疾病狀態下調理的指導思想，有利於實現祛邪之中減少傷正的目標，特別是對長期應用化學藥品治療的疾病更有意義，如腫瘤、白血病、風溼病等。

5)病後狀態：疾病對機體的影響，一是疾病本身對機體的影響；二是疾病治療中，各種干預措施對機體的影響。二者均會造成病後機體仍處於某種非健康狀態，調理的目的是修復機體的非健康狀態。

6)健康狀態：健康狀態的調理目的是對健康狀態進行維持。

28. 小兒調理原則

小兒調理原則是指調理小兒要遵守的策略，也可以理解為調理小兒機體的指導思想、基本思路。

1)調理方法的多樣化原則：調理是一個綜合過程。要獲得調理的良好效果，就必須運用中醫的多種方法，包括藥物調理方法、針灸推拿調理方法、膳食調理方法、情志調理方法、運動調理方法等。

2)調理的經常化原則：機體的非健康狀態因人、因時、因地而異，會有不同的機體非健康狀態。因此，調理機體狀態是一種經常化的行為，不宜即興作為。既然養生是一種生活態度，是一種生活方式，那麼調理應時時融入這種生活方式，所以調理就應該是一種經常化的行為。

3)調理的「三因」制宜原則：調理是依據機體的非健康狀態而實施的一種養生保健方法，其調理應遵循因人而異、

因時而異、因地而異的原則。

因人而異，也可以理解為辨體調理，同樣的偏頗體質，因人而調。因時而異，是指調理應依據不同的季節、時令而實施調理，四季養生、節氣養生都是因時而調。因地而異，指調理應遵循地域不同而異的原則，如南方、北方地域不同、氣候不同、六氣不同，其調理的目的和方法就應有所不同。

4) 調理的平和原則：調理的內涵是調整、理順、改正偏差。因此，調理是一種求和的原則，不可過於強烈，操之過急，更不可出現糾舊偏、生新偏的情況，應以求機體之平和為目的，即求得機體的陰陽和平，以達「陰平陽祕」。尤其是小兒調理，其用法、用術、用藥，都應該力求中庸，作用中性平和。

29. 小兒調理方法

小兒調理方法是指調理小兒機體狀態的方法。小兒調理方法依據調理的路徑，分內調和外調，內調是指透過腸胃途徑對機體進行調理的方法，也叫內調法，如茶飲、藥膳等。外調是指除上述以外的所有調理途徑，也叫外調法，如藥浴、敷貼、推拿、艾灸、拔罐、針灸等。依據調理實施者不同，分被調、自調，被調是指調理方法的執行者是他人或設備，自調是指調理方法的執行者是被調理者自己。

30. 小兒調理技術

小兒調理技術是指調理小兒機體狀態的具體技術、操作方法，包括操作的步驟、時間、強度、序貫、部位等，通常指具有調理效能的技術標準操作規範（SOP）。小兒調理原則、小兒調理方法、小兒調理技術，三者表達的都是指小兒調理的內涵，但是側重點不同。調理原則表達的是調理的指導思想和理念，大方向、大策略；調理方法是指小兒調理執行者該做什麼；調理技術是指小兒調理執行者怎麼做。

31. 小兒健康危險因素

小兒健康危險因素是指影響或危害小兒健康的原因。致病因素可能危害小兒健康，因此，小兒病因學中的多種致病因素，應當包括在小兒健康危險因素之內。通常小兒健康危險因素多指影響或危害了小兒的健康，但還沒形成疾病的一種狀態。如飲食不節、睡眠異常、運動不當、起居失常、情志失調、過度診療、衣被過厚、環境不宜、過度寵愛或關愛不及等。

32. 小兒疾病危險因素

小兒疾病危險因素是指導致小兒各種疾病的因素，通常指致病因素或誘發疾病的因素。誘發因素則多指導致疾病的間接因素。

33. 小兒健康腸胃

小兒健康腸胃是指小兒的脾胃功能正常，特別是消化、吸收、二便功能正常。中醫的腸胃通常指脾胃、大腸、小腸，包括現代醫學的消化系統，但不僅限於消化系統。小兒的腸胃健康關係到小兒的生長發育、免疫平衡、情志調暢，即所謂的「百病皆由脾胃衰而生也」，「四季脾旺不受邪」。

34. 小兒健康睡眠

小兒健康睡眠是指小兒睡眠正常，睡眠正常包括睡眠的品質、數量和節律的正常，三要素構成了小兒的健康睡眠。睡眠品質太差或不夠，或睡眠不規律，均會影響小兒的健康狀態。長期非健康睡眠，會影響孩子的生長發育、免疫平衡、腸胃功能、心理發育等。同時，過度的睡眠、嗜睡，也屬於非健康睡眠，如肥胖、遺尿（尿床）、痰溼體狀態常常會過度睡眠。夜啼、夜驚也屬非健康睡眠狀態。

35. 小兒情志調暢

小兒情志調暢是指小兒情志正常，喜、怒、憂、思、悲、恐、驚七情無不及、無太過。通常小兒七情發育尚未成熟、完善，處在快速成熟和完善階段。因此，小兒情志受周邊成年人的影響較大，也可理解為受身邊「情場」的影響較大。因小兒七情發育還未成熟，心地單純，因情志不及或太

過而導致的疾病較少。但是，隨著社會發展的變化，尤其孩子受影片、網路非健康內容的影響越來越多，小兒情志失調的情況也就越來越多。小兒時期的持續情志不暢，會顯著影響孩子日後的整體健康，身心疾病越來越多。因此，維持小兒情志調暢更顯重要。

36. 小兒免疫平衡

小兒免疫平衡是指小兒的免疫功能平衡正常。從現代醫學來說，小兒免疫功能的過強、過弱，都屬免疫功能失衡。而在中醫看來，小兒免疫平衡，多指小兒的抵抗能力正常，抗病能力好，屬中醫衛氣強、衛外固、腠理密實、陰陽平衡、陰平陽祕、陰陽調和的範圍，借用現代醫學術語表達更容易理解。總之，指小兒的抗病能力或免疫反應正常。

37. 小兒活力旺盛

小兒活力旺盛是指小兒精神狀態良好，雙目有神，活潑好動，哭聲洪亮，精力旺盛，屬中醫有神、得神的範圍，反之，屬小兒活力不及。小兒活力旺盛，不包括小兒的異常精力旺盛或過度旺盛，如躁動、急躁易怒、暴力傾向等。小兒活力不及、不旺盛，多指小兒精力不旺盛，如少氣懶言、倦怠乏力、喜靜惡動、少言多睡、雙目無神等。

四、小兒體質學說的核心概念

　　小兒體質學說，是研究小兒體質狀態特點、分布規律、生理基礎、影響因素、臨床表現、非健康傾向預警、偏頗糾正的學術行為。因研究的側重點不同，其學說觀點也各異。但研究的主要內容都是小兒體質狀態，那麼什麼是小兒體質狀態呢？小兒，通常的醫學定義是以性成熟作為年齡節點，但因為小兒的性成熟時間有個體差異，筆者認為無論男女，小兒的定義應界定為14歲以下，因為這個年齡層，大多處於性未成熟或性發育早期階段，更具有小兒的特點。小兒體質，是指孩子出生後所表現出來的形態、功能，以及在外界諸多因素影響下所表達出的相對規律性特徵，具體表現：①小兒體質表現在人體形態發育的不同特性，如形態、姿態、重量、營養狀態等方面。②小兒體質表現在生理功能上的不同特性，如各系統功能的強弱、多少、完善及成熟速度等方面。③小兒體質表現在四肢、骨骼、肌肉、筋膜運動上的不同特性，如力度、速度、耐力、靈敏度、柔韌度、協調性等方面。④小兒體質表現在心理上的不同特性，如感知、感覺、社交、交流、膽量、理解能力等方面。⑤小兒體質表現在適應能力上的不同特性，一是對內環境變化的自我適應

能力及自穩能力；二是對外界環境變化的自我適應及調節能力，如抗寒、抗熱能力，也就是對風、寒、暑、溼、燥、火六氣的適應能力及抗疫癘之氣能力。⑥小兒體質表現在病理變化上的不同特性，一是對風、寒、暑、溼、燥、火六淫致病易感性的不同特性；二是對疾病的結果、傳變及病後修復的不同特性。⑦小兒體質表現在對疾病干預措施敏感性上的不同特性，如藥物配伍、藥物歸經、四氣五味等方面。

上述是基於古今對小兒體質學說認知基礎上總結的基本概念。之所以在小兒體質上不提「基於遺傳因素」，不提「相對穩定」，這是基於小兒體質雖然受遺傳因素影響，但在小兒階段其表達不夠明顯，就像植物、動物一樣，初期的小苗、小崽狀態往往與長大後的植物狀態、動物狀態有較大程度的不同，越長大越接近母本特徵，小兒也是如此，所以我們不必過度強調小兒體質的穩定性。又因為小兒體質受外界影響較大，即後天因素的影響更加明顯，與成人比較，其不穩定特性更加顯著，這同樣像早期發育的植物、動物一樣，幼小時期更容易受外界的影響，而一旦成熟，那麼其對外界的適應能力就會增強，穩定性也就會更固化些。

五、小兒體質的中醫生理基礎

　　小兒體質狀態顯著受生理特點的影響，這已成眾多學者的共識。其生理特點是小兒體質形成、變化、非健康傾向、偏頗干預的基礎。因此，研究小兒體質狀態，應首先研究小兒生理特點以及對體質的影響。

1. 臟腑嬌嫩，形氣未充

　　臟腑嬌嫩，是指小兒出生至成人前，其五臟六腑的形態較為柔嫩。臟，指五臟；腑，指六腑，包括奇恆之腑等所有的臟器，泛指臟象中的所有內容。嬌嫩，嬌弱、柔嫩之意，在這裡包含了兩個層面的意思：一是五臟六腑的形態嬌嫩，含大小、形狀之嬌嫩，如小兒的心，在現代影像學下所占的比例較大，形狀也與成人有較大的不同，且隨年齡的增長，其形狀又有所不同，肝臟所占的比例也較大。二是指功能嬌嫩，五臟六腑的功能活動較為柔弱，包括功能的強弱以及自我調控能力等。如肺嬌嫩，肺主呼吸的功能嬌嫩，所以小兒易外邪犯肺形成肺系疾病。脾嬌嫩，脾主運化的功能嬌嫩，指脾主消化食物的功能較弱，特別是對肉類食物、較硬食物的消化能力弱，因此小兒更容易因飲食不節而形成積滯，這是小兒積滯體狀態形成的主要生理基礎。也正因為小兒脾嬌

嫩，所以小兒飲食才應「宜熱、宜軟、宜少」，如此才能不生病、少生病。小兒肝嬌嫩，小兒經筋剛柔未濟，七情失和，無論是太過還是不及，更容易為外界情志所傷，故小兒易怒、易哭，更容易形成小兒肝火體狀態或怯弱體狀態，從而易出現過動徵、抽動徵、習慣性摩擦症候群、歇斯底里、厭食、嗜異現象等非健康傾向。心嬌嫩，指心的功能嬌嫩，小兒原本心嬌嫩、神氣怯弱，較成人更易驚、易喜，心智也尚未完全成熟，正因為如此，患病後容易導致心陽虛衰、心血瘀阻、心血不足等各種心繫疾病。腎嬌嫩，指腎司二便、主生殖的功能嬌嫩，小兒腎之陽氣嬌弱，故易形成陽虛體狀態、怯弱體狀態，更容易為驚恐所傷，更容易出現發展遲緩、遺尿、自閉症、五遲、五軟等非健康傾向。

　　形氣未充。形，指形體，有形之體，包括四肢百骸、筋肉、骨骼、精血、津液、皮毛、爪甲等有形組織器官。氣，泛指功能，在這裡指各臟腑功能活動，這與「臟腑嬌嫩」中的第二層意思相同。當然，也包括五官、四肢、皮膚、玄府（又名元府，即汗孔）以及各種感覺功能。未充，是不成熟、不完善、不充實的意思，可以概括為小兒的有形之體和各種功能活動均未成熟、未充實、未完善，也正因為如此，各臟腑組織器官，各功能活動正處在不斷成熟、完善、充實階段。《陳氏小兒病源方論·養子十法》說：「小兒一週之內，

皮毛、肌肉、筋骨、髓腦、五臟、六腑、榮衛、氣血，皆未堅固。」其大意指的就是「形氣未充」。《黃帝內經·靈樞·逆順肥瘦》說：「嬰兒者，其肉脆、血少、氣弱。」指小兒的「形」較脆嫩；「氣」較柔弱，未充實、未成熟、未完善。《諸病源候論·養小兒候》說：「小兒臟腑之氣軟弱。」指的就是各臟腑功能軟弱。《小兒藥證直訣·變蒸》說：「五臟六腑，成而未全……全而未壯。」指五臟六腑雖然成形了，但是未完善、未成熟、未充實。

2. 生機蓬勃，發育迅速

生機，指生命力，活力。生機蓬勃，是指小兒在生長發育的過程中，無論在機體的形態結構上，還是在各種生理功能活動上，都在迅速、不斷向著成熟完善方向發展，而且發展速度很快，如旭日之初升，草木之方萌，蒸蒸日上，欣欣向榮，這種發展迅速的程度，與年齡成反比，年齡越小，發展越快。發育迅速，發育主要指功能活動、心理、情志、智力的發展朝氣蓬勃而迅速。如小孩語言發育、學習能力、模仿能力都比成人發育得更快，通常我們形容孩子的大腦像一張白紙，很容易記錄相關的生活和學習的痕跡，也正因為這種形神兼有的迅速生長發育，其對飲食水穀的需求更加迫切，因此也更容易出現偏頗的積滯體狀態。又因為心智、情志的迅速發育且稚嫩柔弱，更容易受外界影響，所以容易形

成怯弱體狀態和肝火體狀態。又因為生長發育迅速，體內代謝垃圾增加，容易產生內熱，所以更容易形成熱盛體狀態。

3. 小兒變蒸學說

「變蒸」一詞最早見於《脈經‧平小兒雜病證第九》云：「小兒是其日數應變蒸之時，身熱脈亂，汗不出，不欲食，食輒吐者，脈亂無苦也。」以後諸多醫家對變蒸的解釋益繁，但大意仍指小兒的生理特徵。變，是變其情志，發其聰明，概指小兒的心理、精神、情志的發育。蒸，是蒸其血脈，長其百骸，主要是指形體發育。變蒸，統指小兒在2歲以內，由於生長發育旺盛，其血脈、筋骨、臟腑、氣血、神志等各個方面都在不斷地發育，蒸蒸日上，每經一段時間，就會有一些明顯的變化，伴隨這些變化，會出現一些症狀、生命徵象，有些甚至還是病理徵候。這種變化與時間節點相關，也會因個體不同而有所差異，因此其變蒸的時間也只是一個參考，可以肯定的是，絕大部分小兒或多或少都會有這種變蒸現象。如有些孩子因為某種原因引起發熱，發熱過後，孩子某些語言能力、理解能力、認知能力突然有了顯著的變化，民間就有人認為孩子燒一燒會聰明些，其描述的就是這種變蒸現象。筆者認為變蒸現象是存在的，只是這種變蒸因人而異，有的顯著，有的不顯著，變蒸時間也不是固定的，發熱可以是低熱的生理之熱，也可以是因積滯、外感、

驚嚇引起的病理之熱。從現代醫學角度來說，或許是因為發熱啟用了小兒更多神經功能，或刺激了某些神經傳導物質的分泌，確切機制有待進一步研究。其生理之熱多屬於偏頗的熱盛體狀態。

4.「三有餘，四不足」學說

明代萬全根據錢乙的小兒「五臟虛實」理論，提出了「肝有餘，脾常不足，腎常虛……心常有餘而肺常不足」，後又在朱丹溪理論的影響下，提出「陽常有餘，陰常不足」的觀點，逐漸形成「三有餘，四不足」的學術思想。

(1) 陽常有餘，陰常不足

「陽常有餘，陰常不足」是指小兒在陰陽平衡狀態下的相對有餘和相對不足，其一是指小兒的陽氣功能活動、生機旺盛有餘，精血、津液、形體結構不足；其次是指陰陽對比而言，即在稚弱的前提下，陽強於陰。正是由於小兒陰陽之相對不平衡性比成人更為明顯、更為突出，才構成了小兒生機旺盛、蓬勃發育的基礎。「陰平陽祕，精神乃治」，人體之陰陽只有在相對平衡的狀態中才能維繫正常的生命活動。小兒為稚陰稚陽之體，陰陽相對稚弱和不完善。由於小兒具有生機蓬勃、發育迅速的生理特性，因此其相對於成人，對水穀精微的需求更為迫切。生長發育的動力是陽，水穀精氣

的供給是陰，陰精供不應求，則相對表現為陰的不足。小兒陽多陰少，陽相對於陰有餘。由於陽是以熱、動、燥為特點，若外邪侵襲，陰對陽的制約功能相對差，發病就容易出現陽、熱、實證。在《臨證指南醫案·幼科要略·總論》中也有「襁褓小兒，體屬純陽，所患熱病最多」的論述。

(2) 肝常有餘

肝常有餘，可以溯源到《黃帝內經·靈樞·九宮八風》云：「風從東方來，名曰嬰兒風。」《黃帝內經》中雖未提及「肝常有餘」一詞，但已初步形成對小兒（嬰兒風）生機旺盛，似旭日之初升、草木方萌的意識。肝主人體升發之氣，肝氣升發則五臟俱榮。小兒生機蓬勃，精氣未充，肝陽旺，肝風易動，故有「肝常有餘」的生理特點。肝應少陽春木，內寄少陽生長之氣，但「少陽之氣，方長而未已」。「肝常有餘」，主要是指小兒時期肝主疏泄，其性剛而不柔，為將軍之官，具有升發疏泄全身氣機的功能，並不是指小兒「肝陽亢盛」，正如《幼科發揮·五臟虛實補瀉之法》中說：「云肝常有餘，脾常不足者，此卻是本臟之氣也。蓋肝乃少陽之氣，兒之初生，如木方萌，乃少陽生長之氣，以漸而壯，故有餘也。」首先，小兒肺常不足，肝少克制，自然肝常有餘。小兒肝之「有餘」又是稚弱的、相對的。小兒臟腑嬌嫩，形氣未充，肝亦不例外。在小兒生長發育過程中，肝亦

是從無到有，從小到大，其形與氣亦未成熟完善；其次，小兒腎常虛、脾常不足，肝無以滋生；再者，小兒氣血尚未充盛，則肝血不足。因此，「肝常有餘」是相對的有餘，是稚弱的有餘，是相對於其他臟腑而言，並非強健、成熟之謂也。「肝常有餘」的生理特點，也預先顯現出小兒病理上容易出現肝火上炎、肝陽上亢、肝氣橫逆、肝風內動的實證，也是更容易形成肝火體狀態的基礎。

(3) 脾常不足

《幼科發揮・五臟虛實補瀉之法》曰：「腸胃脆薄，穀氣未充，此脾所以不足也。」《育嬰家祕》云：「兒之初生，所飲食者乳耳，水穀未入，脾未用事，其氣尚弱，故曰不足。」由於小兒脾氣未充，消化力弱，而生長發育又非常迅速，對水穀精微的需求較大，脾氣相對不足，故「脾常不足」。這種「不足」非指正氣虧虛，而是生長發育中形態和功能的相對不足，與成人的脾胃虛弱截然不同。

中醫認為小兒脾常不足，脾是後天之本，是氣血生化之源。小兒生機旺盛，發育迅速，脾胃擔負的「責任」較成人重，加之飲食不能自節，因此，小兒的脾胃功能容易發生紊亂，造成飲食停滯，而出現脾胃疾病，故亦「脾常不足」。再者，小兒「肝常有餘」，脾受克制，也使「脾常不足」。小兒「脾常不足」的這個生理特點，也預先顯現了小兒病理上

容易出現飲食停滯以及與此相關的病症，更是小兒易出現積滯體狀態的生理基礎。

(4) 心常有餘

《黃帝內經》云：「心者，生之本，神之處也，其華在面，其充在血脈」，又云：「心者，君主之官也，神明出焉」，概括了心的生理功能與特點：心主血脈，主神志。「心為火臟」，火屬陽，火與陽為生命活動的動力、泉源。小兒心氣、心陽旺盛有餘，是小兒生長發育的能量和動力。「心常有餘」乃自然之有餘，而非「心火亢盛」，如明代兒科醫家萬全所言：「心屬火，旺於夏，所謂壯火之氣也。」由於小兒陰常不足，木火同氣，心肝之火易亢；小兒「腎常虛」、「陰常不足」，水不上濟心火，心少克制，故言「心常有餘」。而「心常有餘」為相對有餘，並非強健、成熟、完善之有餘。小兒「心常有餘」的生理特點，也預先顯現出小兒病理上容易出現心火亢盛、心火上炎的病症。當然，一部分小兒熱盛體狀態的形成，也是源於「心常有餘」這個生理特徵。

(5) 肺常不足

「肺常不足」是對小兒肺生理特點的高度概括。小兒時期五臟六腑的形與氣都相對不足，有別於成人。肺為華蓋，外合皮毛，開竅於鼻，小兒肺臟嬌弱，肌膚不密，加之「脾常不足」，脾虛則不能散精於肺，而肺氣亦弱，衛外不固，

故有「肺常不足」之說。小兒出生後，肺氣始用，嬌嫩尤甚，需在生長發育過程中，賴脾胃運化之精微不斷充養；再者，小兒「心常有餘」，肺受克伐，所以「肺常不足」。小兒「肺常不足」的生理特點，預先顯現出病理上容易出現感冒、咳嗽、肺炎、哮喘等肺系疾病。「肺常不足」也是形成小兒氣虛體狀態的生理基礎，又是氣虛體易患肺系疾病的病理基礎。

(6) 腎常虛

腎為先天之本，元陰元陽之府，小兒腎常虛，是指腎中精氣尚未旺盛，骨氣未成而言。腎主藏精，五行屬水，主生長發育與生殖，為生命之根。小兒腎常虛，故而小兒無生殖之功，控制二便的能力也弱。腎之精必賴後天脾胃攝取水穀之精的滋養，才能不斷補充和化生，而小兒又「脾常不足」，充養腎精之力相對稚弱，故亦「腎常虛」。又腎為先天之本，內寄元陰元陽，為生命之根，各臟之陰依賴腎陰的滋潤，各臟之陽依賴腎陽之溫煦，腎之精相對不足。《育嬰家祕·五臟證治總論》將以上概括為「腎常虛」的生理特點，是小兒易形成怯弱體狀態和陽虛體狀態的生理基礎，也預先顯現了小兒病理上容易出現諸如解顱、胎怯、胎弱、五遲、五軟、遺尿、佝僂病等。

六、影響小兒體質的主要因素

1. 先天因素

(1) 父母因素

父母一方或雙方的某些體質特點，會影響子代的體質狀態，形成與上代類似的體質特點。如腸胃功能狀態不好的父母，其孩子的腸胃功能狀態也往往不好，像氣虛體狀態、積滯體狀態、高敏體狀態。上代體質狀態可能會波及子女其中的一個或多個，也可僅限於男性（兒子）或女性（女兒），呈多樣化的遺傳特性。

(2) 祖父母因素

有些小兒的體質狀態特點與祖父母類似，而父母一代並無明顯的這種體質特點，較為明顯的是基於高敏體狀態的哮喘病或基於氣虛體狀態的生長遲緩。怯弱體狀態也可以見到這種隔代影響因素。

(3) 備孕期因素

備孕期男女雙方的飲食、起居、情志會影響受孕的品質，進而影響出生後孩子的體質狀態，雖然當前尚無具體的研究數據，現實中的確會影響到日後孩子的機體健康狀態，

如備孕期男女過度食用煎炸、膨化食物,容易導致孩子日後肝火體狀態、熱盛體狀態。還有男女過度飲酒導致的痰溼體狀態,睡眠不規律導致的氣虛體狀態,經常吵架導致的肝火體狀態等,這些都會影響出生後孩子的體質狀態。

(4) 孕期因素

孕期因素主要是指孕婦本身飲食、起居、情志等,這些都可影響胎兒的生長發育,而這些影響更加直接、更加明確。主要影響的體質狀態有過度安逸導致的氣虛體狀態;過食辛辣煎炸食物導致的熱盛體狀態、肝火體狀態;過度膏粱厚味導致的積滯體狀態和痰溼體狀態;父母用藥過度造成的氣虛體狀態、怯弱體狀態、陽虛體狀態等。正如《黃帝內經·素問·六元正紀大論》曰:「婦人重身,毒之何如?岐伯曰:『有故無殞,亦無殞也。』帝曰:『願聞其故何謂也?』岐伯曰:『大積大聚,其可犯也,衰其大半而止,過者死。』」講的就是孕期要謹慎用藥。除此之外,孕婦過食補品導致的熱盛體狀態,過食寒涼導致的陽虛體狀態、氣虛體狀態,情志不遂導致的肝火體狀態,飲食不節、飲食過偏、飲食過雜導致的高敏體狀態等,都是影響孩子將來體質狀態的因素。孕期因素對出生後孩子體質狀態的影響,古代論述很多,在此列出如下佐證,以證觀點。

《奇效良方·小兒門·違和說》曰:「且小兒所稟形質壽

◇ 第一篇　小兒體質學說理論基礎

命長短者,全在乎精血,二者和而有妊,在母之胎中,十月而生……大抵壽夭窮通,聰明愚痴,皆以預定,豈能逃乎?」

《格致餘論·慈幼論》云:「兒之在胎,與母同體,得熱則俱熱,得寒則俱寒,病則俱病,安則俱安。」

《列女傳》中記載:「及其有娠,目不視惡色,耳不聽淫聲,口不出敖言,能以胎教。」

《諸病源候論·小兒雜病諸候·四五歲不能語候》云:「小兒四五歲不能言者,由在胎之時,其母卒有驚怖,內動於兒臟,邪氣乘其心,令心氣不和,至四五歲不能言語也。」

《萬氏婦人科·胎前章》曰:「婦人受胎之後,最宜調飲食,淡滋味,避寒暑,常得清純和平之氣,以養其胎,則胎元完固,生子無疾。」「婦人受胎之後,常宜行動往來,使血氣通流,百脈和暢,自無難產。若好逸惡勞,好靜惡動,貪臥養驕,則氣停血滯,臨產多難。」

《育嬰家祕》云:「小兒在腹中,賴血以養之,及其生也,賴乳以養之。」

《景岳全書·婦人規(上)·胎孕類·胎不長》曰:「胎不長者,亦唯血氣之不足耳……婦人多脾胃病者有之,倉廩薄則化源虧而衝任窮也。」

《產孕集‧孕忌第四》曾對孕婦提出了毋戒示:「毋登高,毋作力,毋疾行,毋側坐,毋曲腰,毋跛倚,毋高處取物,毋向非常處大小便,毋久立,毋久坐,毋久臥,毋犯寒熱,毋冒霜雪露霧暴雨酷日烈風疾雷,毋視日月薄蝕、虹霓星變,毋觀土木工作及怪獸異鳥奇詭之物,毋入神廟寺院……毋暴喜,毋過思,毋怒,毋恐,毋悲,毋憂慮,毋鬱結……毋飲醇酒,毋食異味……毋犯金石,毋近毒藥……冬毋太溫,夏毋太涼,食毋過飽,飲毋過多。」

《備急千金藥方‧婦人方上‧養胎第三》云:「妊娠二月……居必靜處,男子勿勞。」

《陳氏小兒病源方論‧小兒胎稟》曰:「懷孕婦人……飽則恣意坐臥,不勞力,不運動,所以腹中之日胎受軟弱。」

《黃帝內經‧素問‧臟氣法時論》云:「五穀為養,五果為助,五畜為益,五菜為充,氣味合而服之,以補精益氣。」

(5) 出生至嬰兒期因素

傳統意義上的先天,指的是出生前。基於小兒生理特點與成人顯著不同,在出生後的早期階段(1歲以內),其飲食、護理、睡眠、運動、藥物、情志也極易影響孩子後天的機體狀態,偏頗體質狀態受其影響更為顯著,因此,將出生後的一段時間歸屬先天因素影響的範圍較為合適。這個時間

的吃、喝、拉、撒、睡、玩、語言行為、聲音、光線、藥物治療，都影響著孩子的體質狀態，許多小兒偏頗體質狀態源於此期的不良因素影響，而且這個時期形成的偏頗體質狀態能較為明確地預警未來非健康傾向，如小兒許多易發疾病、多發疾病和某些易復發的疾病。因此，研究此期影響小兒體質狀態的因素，並加以規避和干預，是小兒監護人和從事兒童醫療保健教育工作者的主要工作內容。總之，影響小兒體質狀態形成的先天因素和涉及的時間、空間，可上至祖父母、父母、備孕期、孕期，下至嬰兒期，先天因素作用下形成的小兒體質狀態相對穩定，可調性較差。影響孩子出生後體質狀態的因素，古代論述較多，此處列出如下佐證。

《諸病源候論·小兒雜病諸候·養小兒候》云：「小兒始生，肌膚未成，不可暖衣，暖衣則令筋骨緩弱。宜時見風日，若都不見風日，則令肌膚脆軟，便易傷損……天和暖無風之時，令母將抱日中嬉戲，數見風日，則血凝氣剛，肌肉硬密，堪耐風寒，不致疾病。若常藏於幃帳之內，重衣溫暖，譬如陰地之草木，不見風日，軟脆不任風寒。」

《育嬰家祕·鞠養以慎其疾》云：「小兒無知，見物則愛，豈能節之？節之者，父母也。父母不知，縱其所欲，如甜膩粑餅、瓜果生冷之類，無不與之，任其無度，以致生疾。雖曰愛之，其實害之……小兒能言，必教之以正言，如鄙俚

之言勿語也;能食,則教以恭敬,如褻慢(輕慢;不莊重)之習勿作也……言語問答,教以誠實,勿使欺妄也;賓客往來,教以拜揖迎送,勿使退避也;衣服、器用、五穀、六畜之類,遇物則教之,使其知之也;或教以數目,或教以方隅,或教以歲月時日之類。如此,則不但無疾,而知識亦早矣。」

《幼科發揮‧調理脾胃》云:「蓋乳者,血所化也,血者,水穀之精氣所生也。」

《景岳全書‧小兒則》云:「小兒飲食有任意偏好者,無不致病。」

《備急千金藥方‧少小嬰孺方上‧初生出腹第二》云:「不可令衣過厚……兒衣綿帛,特忌厚熱,慎之慎之。」

《陳氏小兒病源方論‧養子調攝》曰:「養子若要無病,在乎攝養調和。吃熱、吃軟、吃少,則不病;吃冷、吃硬、吃多,則生病。」

《醫學正傳‧小兒科》云:「夫小兒之初生,血氣未足,陰陽未和,臟腑未實,骨骼未全。」

《太平聖惠方‧卷第八十二‧小兒初生將護法》曰:「凡小兒始生,肌肉未成,不可暖衣,暖衣即會筋骨緩弱。」

《婦人大全良方‧〈產乳集〉將護嬰兒方論》曰:「夜間不

得令兒枕臂，須作一二豆袋，令兒枕兼左右附之，可近乳母之側。」

《活幼口議・飯多傷氣》云：「已誕之後，繼時吻之以乳。乳者，化其氣血，敷養肌膚，百脈流和，三焦頤順，身肢漸舒，骨力漸壯。三週所芘，一生為幸……凡人生子，究乳為上。」

《活幼心書・小兒常安》曰：「四時欲得小兒安，常要一分飢與寒。」

《醫述》云：「小兒勿輕服藥，藥性偏，易損萌兒之沖和；小兒勿多服藥，多服耗散真氣」。

《顏氏家訓・慕賢》云：「人在年少，神情未定，所與款狎，熏漬陶染，言笑舉動，無心於學，潛移暗化，自然似之，何況操履藝能，較明易習者也。是以與善人居，如入芝蘭之室，久而自芳也；與惡人居，如入鮑魚之肆，久而自臭也。」

2. 後天因素

後天因素對小兒體質狀態形成的影響是非常明確的，而且影響因素很多，各因素之間相互交叉。因此，後天因素作用下形成的小兒體質狀態，具有多變性、兼夾性，其可調性較先天因素形成的體質狀態更容易、更有效些。

六、影響小兒體質的主要因素

(1)飲食因素

在小兒體質狀態形成的過程中，飲食因素的影響尤為顯著，所以非良好的飲食習慣，是形成小兒偏頗體質狀態的重要因素，主要有：①強餵強食而形成的氣虛體狀態、積滯體狀態、怯弱體狀態。②長期飲食不規律而形成的積滯體狀態。③過食寒涼而形成的陽虛體狀態、氣虛體狀態、痰溼體狀態。④過食煎炸、膨化、辛辣食物而形成的熱盛體狀態、肝火體狀態。⑤過食肉類食物而形成的痰溼體狀態、熱盛體狀態、肝火體狀態。⑥過食酸甜食物而形成的熱盛體狀態、高敏體狀態。⑦過食奶類食物而形成的氣虛體狀態、積滯體狀態、熱盛體狀態、肝火體狀態。⑧飲食過於單一而形成的高敏體狀態、積滯體狀態。⑨過食水果、蔬菜而形成的陽虛體狀態、氣虛體狀態、痰溼體狀態。⑩過少食用蔬菜、水果而形成的積滯體狀態、肝火體狀態、熱盛體狀態、高敏體狀態。⑪湯、粥攝取不足而形成的熱盛體狀態、積滯體狀態。

(2)睡眠因素

睡眠品質、數量、節律的失常，均會影響孩子的健康狀態，從而形成偏頗體質狀態，常見的有：①睡眠不規律而形成的肝火體狀態、積滯體狀態、氣虛體狀態。②睡眠數量不足而形成的肝火體狀態、氣虛體狀態。③睡眠品質不好（多夢、夜驚、夜啼、淺寐）而形成的氣虛體狀態、積滯體狀

態、肝火體狀態、怯弱體狀態。④過度嗜睡而形成的氣虛體狀態、陽虛體狀態、痰溼體狀態、怯弱體狀態。

(3) 生活因素

生活因素主要是指小兒平時的穿衣蓋被、二便等，生活護理對小兒健康狀態的影響是年齡越小影響越大，越容易形成偏頗體質狀態，如衣被過厚而形成的氣虛體狀態、陽虛體狀態、熱盛體狀態、肝火體狀態；衣被過少而形成的陽虛體狀態、痰溼體狀態、積滯體狀態；因陽光不足而形成的陽虛體狀態、怯弱體狀態、氣虛體狀態；生活環境光線過度昏暗而形成的陽虛體狀態、怯弱體狀態、痰溼體狀態、高敏體狀態；居住環境過於潮溼而形成的陽虛體狀態、痰溼體狀態、高敏體狀態；居住環境空氣過於渾濁而形成的肝火體狀態、氣虛體狀態；過度寵愛而形成的怯弱體狀態、肝火體狀態；不良二便習慣而形成的熱盛體狀態；還有太過潔淨而形成的高敏體狀態等。

(4) 運動因素

對年齡較小的孩子，運動多展現在平時的玩耍中，而對年齡較大的孩子，則主要是體育項目的運動。運動與孩子的健康相關是非常明確的，運動關乎孩子的生長和發育。運動不足易形成氣虛體狀態、積滯體狀態、怯弱體狀態、陽虛體狀態。肝火體狀態也可能是運動不足所導致。

(5) 氣候因素

四季氣候變化，在中醫來看是風、寒、暑、溼、燥、火六氣的變化，無論是不及，或者是太過，或者是非其時而有其氣，均可以由正常之六氣變成致病的六氣（六淫），從而影響小兒的機體健康，會形成偏頗體質狀態。如冬季而形成的積滯體狀態、春季而形成的高敏體狀態、夏季而形成的肝火體狀態和陽虛體狀態、秋季而形成的氣虛體狀態和陽虛體狀態。

(6) 文化因素

文化因素是指父母或長期監護人的文化素養，對小兒機體健康狀態的影響。這種影響通常是基於監護人的文化素養，對孩子飲食、起居、生活護理以及疾病意識等方面的行為。總體來說，文化素養高的監護人，對孩子健康狀態負面影響小，偏頗體質狀態就會較少或輕淺，反之，則偏頗體質狀態就會明顯。因為文化素養本身範圍廣泛，缺乏特異性，對孩子的影響又是緩慢而持久的，所以很難具體表達，這取決於監護人正確、科學、無太過又無不及的養護理念和方法。但是也有例外，受過高等教育的父母，因其過於教條和細膩地養育孩子，反而形成的偏頗體質狀態更多一些，如飲食過度細膩而形成的氣虛體狀態、積滯體狀態；衣被過厚而形成的氣虛體狀態、陽虛體狀態、熱盛體狀態、肝火體狀態；過度寵愛而形成的怯弱體狀態、肝火體狀態；太過潔淨

而形成的高敏體狀態等。而文化素養不高的監護人，不過度呵護孩子，孩子時常經風見雨，飲食上粗茶淡飯，這樣的孩子偏頗體質反而更少。總之，積滯體狀態、怯弱體狀態、陽虛體狀態、肝火體狀態，這些偏頗體質狀態，都是因為監護人對孩子的飲食、起居、生活護理上存在一些不妥當的行為而導致，所以監護人的文化素養，特別是健康文化素養，會影響孩子的健康狀態。

(7)教育因素

教育因素是指監護人在養育過程中對孩子各種行為、習慣、心理、語言等方面的教導作用，這些教導作用直接或間接影響著孩子的機體健康，進而形成偏頗體質狀態。這種影響也是多方面的，而且年齡越小，對孩子的影響就越明顯。不良的教導持續越久，其形成的偏頗體質狀態就會越明顯，如過度寵愛或教導方式過於簡單而形成的怯弱體狀態、肝火體狀態、氣虛體狀態。

(8)經濟因素

經濟因素是指小兒所生長的家庭經濟情況，對孩子健康狀態的影響。通常情況下，家庭經濟情況良好，對孩子健康是有利的。因為經濟條件好，對孩子的營養、健康、教育投入就會更多。但是，隨著社會文明程度的提升，物質水準普遍提高，孩子衣食困乏的現象幾乎沒有了，反而會因為生活水準普遍很

好，進而帶來更多的偏頗體質狀態。在過去氣虛體狀態、陽虛體狀態、怯弱體狀態較多的情況下，現在又增加了積滯體狀態、肝火體狀態、熱盛體狀態、高敏體狀態、痰溼體狀態，主要原因就是經濟狀況好，施加在孩子身上的諸多「太過」，飲食厚味、太過潔淨、過度寵愛、衣被過厚等。

(9) 年齡因素

年齡因素是指小兒年齡在體質狀態形成過程中的影響。一般情況下，年齡越小，其偏頗體質狀態特徵越明顯，相對單一。由於影響小兒體質狀態的外在因素較少，因此偏頗體質兼夾性會少一些。隨著孩子與外界接觸的增加，加上孩子心智正處於快速發育中，所以更容易形成偏頗體質狀態，而且偏頗體質狀態兼夾性會增加，甚至可能有 2 種以上，其表現特點也會更複雜些。

(10) 性別因素

小兒偏頗體質狀態分布在性別上有些差異，這主要表現在肝火體狀態、怯弱體狀態、熱盛體狀態上，男孩子肝火體狀態多一些，女孩子怯弱體狀態多一些。但是，目前這種差異性正在變得越來越不明顯。造成性別體質狀態差異的原因，主要是先天因素和後天教導因素，如男孩子受父親影響缺失，更容易形成怯弱體狀態；女孩子受父親影響過度，也會產生肝火體狀態等。

(11)情志因素

小兒雖然心地單純,也容易受到七情六慾的影響,從而形成不同的偏頗體質狀態。情緒低落,要求苛刻,經常受到責罵的孩子,更容易形成氣虛體狀態、怯弱體狀態。家庭不和,父母經常吵架的生活環境,更容易導致孩子日後的肝火體狀態。經常因為飲食而被責罵、強餵強食的孩子,其更容易形成積滯體狀態、氣虛體狀態。過度和持久的精神緊張,心理壓力大,容易形成積滯體狀態、肝火體狀態。家庭環境沉寂,缺乏關愛,容易形成怯弱體狀態、陽虛體狀態。

(12)社交因素

社交因素是指孩子與外界人群和事物交往情況,對機體健康狀態的影響。通常孩子與孩子、孩子與大人、孩子與群體的接觸交往多,有益於孩子的健康狀態,特別是對心理健康狀態影響很大。缺乏社交經歷訓練的孩子,更容易形成怯弱體狀態、陽虛體狀態、積滯體狀態。過度自我的孩子,在參與社交活動中,反而容易形成肝火體狀態。

(13)醫源因素

醫源因素是指因為醫療行為、健康教育對孩子機體健康狀態的影響。

因醫源因素形成的偏頗體質狀態,主要展現在醫、藥、教三個方面。

六、影響小兒體質的主要因素

1)醫：源於醫院、醫生、醫療的影響因素。一是過度治療，會影響機體的陰陽自穩功能，形成多種偏頗體質狀態，如過度寬鬆的手術標準，手術雖然是治療疾病，但在中醫病因學中，歸屬金刃所傷，手術又是致病因素，會破壞機體的陰陽平衡，容易形成氣虛體狀態、陽虛體狀態、痰溼體狀態。化療、放射線治療過度，則容易形成陽虛體狀態、氣虛體狀態、怯弱體狀態、肝火體狀態等，其特點是影響更直接，偏頗體質狀態類型更多樣，對非健康傾向的預警也較為複雜。二是藥物過度使用，如過度使用抗生素，可能會影響脾胃功能，更容易形成氣虛體狀態、陽虛體狀態、積滯體狀態、熱盛體狀態、痰溼體狀態、高敏體狀態。特別是在小兒疾病的治療過程中，過度使用抗生素，易損傷其稚陰稚陽形成多種偏頗體質狀態，使疾病的發生更容易、更複雜。三是缺乏整體健康管理，特別是小兒生活、護理的指導不夠，會影響整體系統的康復和自穩能力，進而更容易形成偏頗體質狀態。至於何種偏頗體質狀態，則要依據相關具體的醫療行為而定。因此，在疾病治療過程中，樹立整體健康管理的理念，是減少偏頗體質狀態的重要方法。

2)藥：是指因處方藥或非處方藥的濫用，對小兒健康狀態的影響。藥物過度使用，已經論述在上面醫療行為不當的範圍了。在這裡強調的是多種藥物的聯合使用，增加了藥

◇ 第一篇　小兒體質學說理論基礎

物對機體影響的複雜性、不確定性，形成的偏頗體質狀態也更多、更複雜、更不確定。如多種藥物長久聯合使用，很容易形成氣虛體狀態、陽虛體狀態、怯弱體狀態，也可能會形成高敏體狀態、肝火體狀態、熱盛體狀態。總之，偏頗體質狀態是各式各樣的，應酌情、酌事、酌人辨體。藥源因素形成偏頗體質狀態，更常見於監護人過度使用非處方藥物的影響，如經常讓孩子服用苦寒之類的中藥，傷及脾胃，容易形成氣虛體狀態、陽虛體狀態、高敏體狀態。還有過度濫用補品形成的肝火體狀態、熱盛體狀態、痰溼體狀態、積滯體狀態。頻繁應用退熱藥物所導致的氣虛體狀態、陽虛體狀態、高敏體狀態。

　　3）教：是指非正確健康教育、非健康醫囑、非健康影片、非健康書籍等，對孩子健康狀態誤導的影響。過度、教條、不區分個體差異，甚至錯誤的健康指導，易形成偏頗體質狀態。如對食物過敏的孩子，若家長完全規避這些食物，反而更易形成高敏體狀態。對肝火體狀態、熱盛體狀態的孩子，若過度食用奶類食品，反而更易形成此類偏頗體質狀態。對怯弱體狀態、氣虛體狀態、積滯體狀態的孩子，若限制其運動，反而更易形成此類偏頗體質狀態。另外，過度保暖、過度食涼、過度飲食等，均可能形成偏頗體質狀態，這些都源於不正確的健康教育。

六、影響小兒體質的主要因素

（14）疾病因素

疾病因素是指疾病本身對機體健康狀態的影響，因疾病破壞了機體的整體平衡，病後又缺乏正確的康復和調養，最後形成某種或多種偏頗體質狀態。如某些急慢性感染性疾病之後形成的氣虛體狀態、高敏體狀態；手術後形成的氣虛體狀態、陽虛體狀態、高敏體狀態；久瀉之後形成的氣虛體狀態；久咳之後形成的高敏體狀態；長期便祕形成的肝火體狀態、熱盛體狀態、高敏體狀態；肥胖兒形成的痰溼體狀態、陽虛體狀態、氣虛體狀態；先天性心臟病孩子形成的氣虛體狀態、怯弱體狀態、肝火體狀態；溼疹、蕁麻疹後形成的高敏體狀態……許多疾病會形成某種偏頗體質狀態，而這些疾病又是那些偏頗體質狀態的非健康傾向，所以疾病與偏頗體質狀態是相互影響的，就像溼疹、蕁麻疹、過敏性鼻炎，這些疾病容易形成高敏體狀態，而高敏體狀態又更容易發生溼疹、蕁麻疹、過敏性鼻炎。又如經常積滯可能會形成積滯體狀態、氣虛體狀態，而積滯體狀態、氣虛體狀態又更容易發生積滯。

總之，影響小兒機體健康的因素越多，形成偏頗體質狀態兼夾性也越多，而體質狀態的穩定性就會越差，導致的非健康傾向會越普遍化，調理的複雜程度也就越大。從整體出發，立足中焦，上通下達是調理小兒偏頗體質狀態的基本思

路。影響因素相對單一,持續作用於機體的時間久、強度大,其形成的體質狀態特徵就更明確。偏頗體質狀態類型相對單一,基於此偏頗體質狀態而導致的非健康傾向也更明確,調理目標也會更加明確。

第二篇
小兒體質在臨床辨識與調理中的實務應用

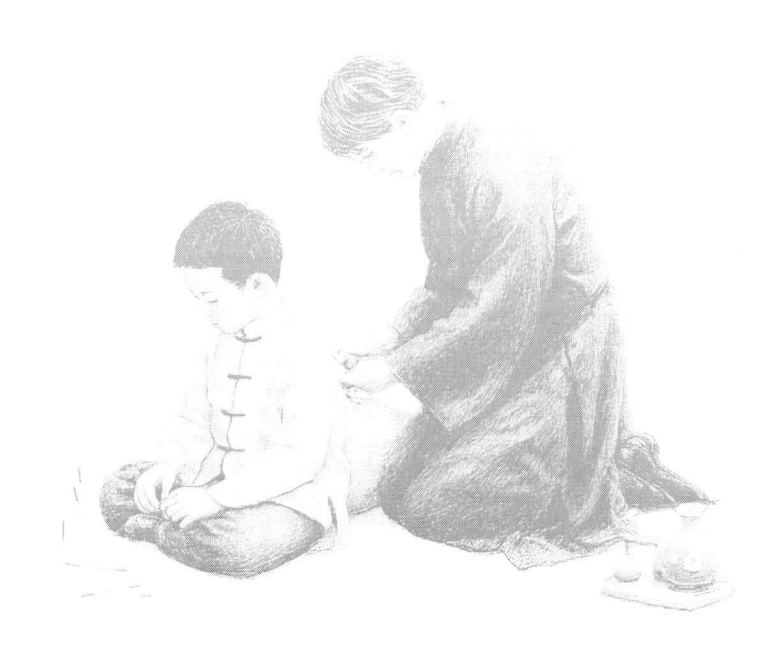

◇ 第二篇　小兒體質在臨床辨識與調理中的實務應用

一、小兒體質理論的臨床價值

1. 小兒體質學說是研究小兒亞健康狀態的切入點

小兒機體存在亞健康狀態，且與成人有顯著的不同。小兒亞健康狀態更常展現在軀體上的變化，心理上的變化較成人少。而且小兒亞健康狀態具有多變性、多樣化、易發展為疾病狀態的特點。如許多小兒常見病，都有明顯的病前期訊號，或潛病期訊號，或欲病期訊號，若要有效預防小兒常見病，應把注意力更放在這些亞健康狀態的干預技術上。如何分類這些多變的亞健康狀態是個難題，把小兒偏頗體質狀態引入亞健康狀態，會是一個很好的選擇，是研究小兒亞健康狀態的切入點。通俗地說，就是將小兒亞健康狀態放在小兒體質學說中研究，用小兒偏頗體質狀態去分類。基於多年臨床工作經驗，筆者認為小兒體質學說對研究小兒亞健康狀態具有正向效果。

2. 為研究小兒主動健康提供方法借鑑

人體是一個複雜的巨大系統，系統大而且複雜。中醫認為人體是一個有機的整體，無論是處於疾病狀態、健康狀態，或亞健康狀態，都是機體的一種全身狀態變化。主動健

康觀念認為：人體具有強大的自我修復、自我調整、自我改正偏差能力，因此，更多的工作要以促進主動健康為主要內容，運用多種措施增強人體機能，提升人體亞健康狀態的趨健康能力、疾病狀態的逆轉能力、疾病後的修復能力、健康的保持能力……這種主動健康的思維和行為，應貫徹整個生命的全週期之中。從某種意義上來說，小兒主動健康行為較成人更為迫切，就像小樹苗一樣，想樹大成材，就應從小樹苗抓起。所以，主動健康包含於中醫養生學的範圍，也就是說，養生不僅是老年人的事，養生應從娃娃開始。研究小兒體質學說，本質是基於疾病前的人體狀態，所以研究小兒偏頗體質狀態，是促進小兒主動健康的重要內容，對提升小兒主動健康能力具有重要意義。

3. 對易發疾病預警具有正向效果

減少疾病發生是促進小兒良好生長發育的主要工作之一。小兒常見病80%以上是肺系疾病和脾系疾病，許多疾病有明顯的偏頗體質狀態分布特點，而且有明顯的易感病因或誘發因素，就像有些孩子容易咳嗽、有些孩子容易發熱、有些孩子容易積滯、有些孩子容易感冒一樣。這些常見病，往往有明顯的前期訊號，而這些前期訊號，可以歸屬在亞健康狀態的範疇，研究這些前期訊號特點，對易發疾病的預警，具有正向效果。而疾病預警又對早預防、早干預有著重

要的臨床價值,如積滯體狀態對脾系疾病的預警;氣虛體狀態對肺系疾病的預警;高敏體狀態對久咳、鼻炎、過敏性疾病的預警;痰溼體狀態對哮喘、肥胖、性早熟的預警等。

4. 對疾病後康復具有正向效果

基於小兒「臟腑嬌嫩,形氣未充」的生理特點,許多疾病對孩子機體狀態都會造成一定的損害,這種損害可以是功能上的「氣」,也可能是器質上的「形」。疾病對機體的損害,表現在三個方面:一是病後機體陰陽失調,陰不平陽不祕,免疫失衡,從而易病後復發,成為易復發、好發的體質基礎。二是病後機體受損,體質下降,容易發為他病,如久瀉後易感冒,乳蛾後易水腫等。三是病後生長遲緩,發育不良。某些疾病之後,對孩子生長發育會產生負面影響,如反覆肺系疾病的孩子身高、體重成長緩慢,大病之後的心理異常等,這些現象的發生,都與疾病後期的康復不利相關,想減輕或恢復疾病對機體的影響,必須弄清某種疾病後的機體失衡狀態特點,並加以調理、改正偏差。因此,研究小兒疾病後的體質狀態,會促進機體的盡快修復,防復發、防逆轉。引入小兒體質學說,對研究某些疑難疾病的易發特點、癒後復發,如小兒白血病化療後防復發問題、小兒哮喘防復發問題等,有正面的臨床意義。

5. 對避免過度診療具有正向效果

　　研究小兒體質學說更強調疾病的預防，以及基於主動健康思維的機體自我修復能力的提升。因此，應該極力避免臨床中過度的診療：一是基於非健康狀態本質是機體的自我調節能力不足，不一定非要從疾病狀態去考量，非要查出或歸屬於某種疾病狀態。很多時候，將某些非健康狀態放在偏頗體質狀態範圍內去衡量，更具有臨床意義。如某些早期的抽動、過動現象，不宜歸於抽動障礙或過動症中去治療，可以依據偏頗體質狀態去調理糾正，這樣更有意義。又比如常常診斷為過敏性鼻炎、過敏性咳嗽，同樣可以將這些疾病的病前期或未病期狀態歸屬在偏頗體質狀態下去研究。二是即使確定了疾病狀態，引入小兒體質學說，同樣有正面的臨床意義。一方面避免過度治療，可以減輕正氣的損傷，在「殺敵一千，自損八百」的比例中，讓正氣損傷變成六百、三百。另一方面，引入小兒體質學說並加以調理、改正偏差，實際上是一種強調「正氣存內，邪不可干」、「扶正祛邪」、「扶正阻邪傳」、「扶正防邪傷」的理念。所以，在疾病治療學中引入小兒體質學說，對疾病的阻斷、疾病的治療、疾病的防變、疾病的防復（復發）、疾病的康復，都有正面的臨床意義。

6. 對研究小兒健康危險因素具有正向效果

我們知道，基於小兒生理特點的考量，影響小兒健康生長的因素很多，如影響肺功能狀態的外感因素；影響腸胃功能狀態的飲食因素；影響心理健康的情志因素；影響陰陽調和的藥物因素；影響生長的生活、起居因素等……這些因素作用於不同體質狀態的小兒，影響機體健康的情況也不同。也就是說，同一因素作用於不同的偏頗體質狀態，其對健康的影響也不完全相同。如飲食不節，在積滯體狀態、氣虛體狀態的孩子身上，更容易加重這些偏頗體質狀態，從而更易發展為相關疾病。睡眠障礙或運動不足，在小兒肝火體狀態、陽虛體狀態、氣虛體狀態中，更容易發生為疾病狀態。衣被過厚則是陽虛體狀態的主要影響因素；日光不足是陽虛體狀態、怯弱體狀態、氣虛體狀態的主要影響因素。研究這些偏頗體質狀態的影響因素，是保持小兒機體處於健康狀態的重要前提，而調理、改正偏差的意義，則是促使小兒偏頗體質狀態更靠近健康狀態。

7. 對研究小兒發病危險因素具有正向效果

小兒偏頗體質狀態雖然不是疾病狀態，但是很容易進入疾病狀態，尤其是容易發生常見的肺系疾病、脾系疾病。我們發現，頻繁發生這些疾病的小兒，其相關偏頗體質狀態特徵更加明顯。如易發熱、久咳、易乳蛾、易感冒、易咳喘、

易蕁麻疹、易溼疹、易腹瀉、易鼻塞、易哭啼等,這些疾病的發生,通常有兩個要素:一是因為有相關偏頗體質狀態,所以好發、易發。二是因為發病前多有欲病訊號或(和)有明顯的誘發因素,如飲食起居、外感、情志因素的引發。基於小兒體質學說理論和方法去研究這些發病危險因素,並提早預警和提早干預,就可以減少這些疾病的發生;或減輕這些疾病對機體的損傷;或減少併發症及共病(合併症)的發生機率。顯而易見,引入小兒體質學說思維,對豐富小兒疾病的臨床治療思路,有著正面的臨床意義。

8. 對小兒健康管理具有正向效果

依據小兒體質學說的理論和方法,將其運用到小兒健康管理中,特別是在制定調理干預項目上的意義更大。在飲食管理方面,依據小兒偏頗體質狀態規劃食譜,是降低偏頗體質狀態評估數值的重要方法。一方面要規避偏頗體質狀態的飲食影響因素,另一方面要運用飲食處方調理已經偏頗的體質狀態。筆者曾經將飲食處方運用到某幼兒園3～6歲的孩子中,調理、改正偏差小兒的氣虛體狀態,明顯減少了孩子外感疾病的發生率,提升了免疫功能,孩子的體質明顯增強。運用體質學說理論和方法管理群體孩子的飲食,可以顯著促進孩子的健康狀態。同樣道理,運用小兒體質學說思維規劃的運動處方,也成為促進孩子健康、增強孩子體質的重

要方式。如對怯弱體狀態的孩子，設計旨在提升協調性的運動項目，像拍球、走直線、精細手工、堆積木、跳繩等，並以群體類遊戲為主，這些運動處方有利於提高怯弱體狀態孩子的協調和社交能力。對肝火體狀態的孩子，運動處方應以釋放體能的強運動項目為主。如街舞、游泳、長跑、滑冰、爬山等，這些強運動項目有利於改善肝火體狀態引起的過動徵、抽動徵。對陽虛體狀態引起的凍瘡、生長緩慢，可以設計日光療法（日光浴）、沙地徒步、爬山、慢跑，有利於鼓舞孩子的陽氣。對氣虛體狀態生長緩慢的孩子，運動處方以慢跑、騎車、彈跳床、跳繩為主，這些運動有利於促進孩子脾胃的運化功能。對積滯體狀態引起的夜啼、夜驚、夜眠不安，常設計以慢跑、游泳、騎車、跳繩等運動項目，這些運動項目有利於促進脾胃的運化功能。對高敏體狀態引起的鼻炎、久咳、多種過敏反應（超敏反應），則應多設計爬山、日光浴、沙灘運動、室外游泳等項目，這些運動項目有利於促進孩子的陰陽調和，重建免疫平衡。

9. 對處方用藥具有正向效果

在中藥處方設計、用藥選擇時，運用小兒體質學說思維，有利於提高處方療效，減輕藥害。小兒臟腑嬌嫩，不耐藥物克伐，同時對藥物的反應敏感，因此在處方用藥時要審慎，中病即止，避免或減少藥物對機體的損害。這就要求我

們在規劃疾病治療方案時，充分考量小兒的體質狀態。比如在治療小兒熱性疾病時，雖然處方用藥多選擇味苦性寒之品，但又必須顧及小兒「腸胃脆薄」的特點，避免大寒久苦傷及脾陽，從而形成陽虛體狀態。小兒積滯之患較多，處方以消食導滯為要，但是因為小兒又「脾常不足」，處方用藥不可破氣，在消食導滯時，應輔以益氣之品。陽虛體狀態的小兒在溫陽之時，又應衡量小兒乃「純陽之體，熱多冷少」的特點，配伍時避免助熱生火。總之，在處方用藥時，是病、是證、是症，均應充分顧及小兒的生理、病理、體質特點，只有這樣，才能做到處方用藥精準、不偏不倚。

二、小兒體質狀態的特徵表現

小兒體質狀態與成人體質狀態有明顯的不同。小兒體質狀態除稟受父母體質狀態影響外，受後天因素影響更大，比如飲食習慣、生活起居、情志心理。小兒體質狀態具有顯著的可變性、兼夾性、可調性和易疾病傾向的特點。偏頗體質狀態會影響小兒生長和發育。

1. 小兒體質狀態具有稟受父母體質影響的特點

小兒體質狀態受先天因素影響，其中稟受父母某些體質特點現象較為明顯，也就是說，父母的某些體質特點，孩子會不同程度地稟受，尤其是陽虛體狀態、高敏體狀態、肝火體狀態、氣虛體狀態。其臨床意義可以追溯到父母的體質特點，特別是父母未成年時的體質特點，是小兒體質狀態辨識的重要參考。某些小兒體質狀態也可能稟受於祖父母。

2. 小兒體質狀態受後天因素的影響更大

小兒體質狀態之所以受後天因素影響較大，這是基於小兒生理特點所決定的，「臟腑嬌嫩，形氣未充」、「臟氣清靈，隨撥隨應」是重要的生理基礎。正因為「嬌嫩、未充、清靈」，所以才更容易被外界所擾動。

在小兒體質狀態後天因素影響中，受飲食、起居、情志的影響更為突出，這是基於小兒「腸胃脆薄」、「乳食不能自節」、「臟腑薄，藩籬疏」、「神氣怯弱，心神未定」的生理特點。所以，飲食、起居、護理、情志不當，易形成某種偏頗體質狀態。

3. 小兒體質狀態具有顯著的可變性

由於小兒形神都處於快速成熟、完善、充實階段，易受外界諸多因素的影響，其形成的偏頗體質狀態可變性顯著，且這種可變性與年齡成反比，年齡越小，可變性越大；反之，可變性越小。

4. 小兒體質狀態具有顯著的兼夾性

小兒體質狀態兼夾性是指 2 種或 2 種以上的體質狀態出現在同一機體。

我們設定當一種體質狀態的量表累加評估數值大於其總分的 30% 以上者，就稱此小兒為偏頗體質狀態，而這種偏頗體質狀態，可能在一個孩子身上有 2～3 種。

小兒偏頗體質狀態兼夾性較為多見，這是因為小兒「臟氣清靈，隨撥隨應」，受後天因素影響較多。

◇ 第二篇　小兒體質在臨床辨識與調理中的實務應用

5. 小兒體質狀態具有顯著的可調性

小兒偏頗體質狀態較成人更具有可調性，通俗地說，就是容易調理、改正偏差。這是基於小兒體質狀態易受後天因素影響，同時也易於調理，故小兒偏頗體質狀態具有顯著的可調性。

6. 小兒偏頗體質狀態具有易疾病傾向性

小兒偏頗體質狀態是亞健康狀態的分類方法。小兒亞健康狀態本身的特點就是更靠近疾病狀態，甚至處於病前狀態、欲病狀態。因此，小兒偏頗體質狀態同樣有易疾病傾向性的特點，調理小兒偏頗體質狀態，對預防許多小兒常見病，具有正面的臨床意義。

7. 小兒偏頗體質狀態影響生長和發育

小兒偏頗體質狀態雖然不是疾病狀態，但也不屬於真正的健康狀態，因此，持續的偏頗體質狀態，不僅有易疾病傾向性，很多時候會影響孩子的生長、發育、認知、學習以及心理發育。不良的生長發育，又會成為許多疾病的基礎條件，偏頗體質狀態影響生長，常見的有：矮小、消瘦、肥胖、感覺統合失調（感統失調）、皮膚不榮、毛髮不榮、爪甲不榮等。影響發育方面的有：語言遲緩、過動徵、抽動

徵、學習障礙、憂鬱、社交障礙、心理異常、歇斯底里、嗜異現象、厭食等，甚至有自閉症的傾向。

◇ 第二篇　小兒體質在臨床辨識與調理中的實務應用

三、小兒與成人體質的差異比較

體質學說是中醫理論的一個重要組成部分，由於小兒特殊的生理、病理特點，小兒體質狀態與成人存在顯著的差異。《黃帝內經‧靈樞‧天年》云：「以母為基，以父為楯。」小兒體質是在先天稟賦、各種外在後天因素及自身調節基礎上形成的特殊機體狀態。小兒體質狀態特點與成人有以下差異。

1.生理特點不同

生長主要指組織、器官，乃至全身大小、長短、重量的增加；發育主要是功能的不斷完善，小兒處於生長與發育的雙向階段，即「形」與「神」同步協調發展，如《小兒藥證直訣‧變蒸》說：「又生變蒸者，自內而長，自下而上……變每畢，即性情有異於前，何者？長生腑臟智意故也。」這也是小兒與成人在生理特點方面最主要的差別。另外，小兒的生長發育旺盛，尤其學齡前期及學齡期是小兒生長發育的關鍵時期，體內物質代謝較快，對營養的要求也較高，充足而全面的營養，對這個時期小兒的體格生長以及智力發育有重要作用，甚至是孩子一生健康的基礎。一般來說，成人隨著年齡的增長，臟腑器官的功能會出現不同程度的衰退，代謝

減慢,所需的營養相對減少,營養的需求主要是基礎代謝與消耗的需求。

2. 健康內容不同

由於小兒生理特點不同,因此,小兒的健康內容更注重生長良好、發育正常,精力旺盛,體格、智力及臟腑功能活動向完善及成熟的方向快速發展。而成人由於長期受到外感六淫、內傷七情等因素的影響,臟腑功能往往處於持續期(plateau phase,或譯平臺期)和下降期,隨著年齡的增長,身體素質不斷下降,健康內容主要是維持和減緩衰弱。另外,在心理、道德、社會健康方面,由於小兒自我調節能力相對較差、所欲不遂、家長期望過高、課業負擔過重等,其心理健康更容易受到外界的影響。而成人受到的影響較小,且自我調節能力也比小兒強。

3. 疾病易感性不同

因小兒處於生長發育的快速階段,對水穀精微的需求相對更加迫切,加上小兒飲食不能自節,因此,更容易被飲食不節所傷,脾系疾病較為常見。成人則不易,而且成人自我調節能力強,所以脾系疾病相對較少。成人雖不易患病,但是患病後又較小兒康復慢。小兒對致病因素的規避、辨識及自我調控能力差,又因小兒肌膚嫩,加上寒暖不能自調,較

◇ 第二篇　小兒體質在臨床辨識與調理中的實務應用

成人更容易被外感所傷，肺系疾病較成人更為常見。因小兒「臟腑嬌嫩，形氣未充」，容易受外界不良健康危險因素的影響（光、噪音、射線、空氣），進而更容易導致機體狀態失衡。小兒情志未開，七情致病較成人為少。小兒心神怯弱，現代醫學認為神經系統功能發育尚未完善，患病後易夾驚，從而出現煩躁不安、神昏不語，甚至出現熱性驚厥（高熱驚厥，又稱抽搐）等情況。而成人由於臟腑功能逐漸減退，易患心腦血管、憂鬱、焦慮等身心疾病。小兒「臟氣清靈」，對藥物比成人更為敏感，藥物容易治病，也容易致病。總之，特殊的生理、病理特點，決定了小兒較成人更容易患呼吸及消化系統疾病。由於小兒神識未開、好奇好動、缺乏生活經驗、危險辨識能力差，所以意外傷害較成人為多。

4. 亞健康狀態不同

小兒亞健康狀態多表現為腸胃功能紊亂的臨床症狀，如納呆、口臭、磨牙、舌苔厚、大便不調、夜眠欠安、面部花斑、腹脹、腹痛、生長遲緩等，與中醫「脾胃不和」有密切關係。若調理不當，易遭受外邪侵襲，形成咳嗽、發熱、哮喘、肺炎等肺系疾病，或進一步發展為嘔吐、洩瀉、積滯、嗜異現象、厭食、疳證等脾系疾病。若小兒長期處於亞健康狀態，往往會影響其生長發育及免疫平衡。

成人亞健康狀態多由於學習、工作壓力大，生活節奏過快，飲食、休息不規律，日常運動量減少，加之其他一些不良生活習慣影響，身體素質下降，主要表現為失眠、記憶力減退、頭暈、倦怠乏力、憂鬱、焦慮或急躁易怒等症狀，女性往往還會出現潮熱、盜汗、手足不溫、月經量少、月經週期不規則、脫髮、面部黃褐斑等；老年人表現為代謝速度緩慢、血管硬化、血管彈性變差，這些不利因素增加了高血壓、冠心病（冠狀動脈性心臟病）、腦梗塞、糖尿病等心腦血管及代謝性疾病發生的機率。當一種疾病出現時，由於亞健康狀態這個「共同土壤」的存在，其他潛在疾病也會相兼出現。因此，成人亞健康狀態是許多疾病滋生的「土壤」，且成人亞健康狀態較小兒更難調理。

5. 疾病治療的策略不同

小兒「臟氣清靈，隨撥隨應」，對藥物的反應往往較成人更敏感，患病後相對於成人來說易於調治。但小兒稚陰稚陽之體，易虛易實，易寒易熱，若用藥不審慎，極易損傷正氣，尤其對大苦大寒、大辛大熱、大補之品更應慎重。《溫病條辨·解兒難·兒科總論》云：「古稱難治者，莫如小兒，名之曰啞科。以其疾痛煩苦，不能自達；且其臟腑薄，藩籬疏，易於傳變；肌膚嫩，神氣怯，易於感觸；其用藥也，稍呆則滯，稍重則傷，稍不對證，則莫知其鄉，捉風捕

◇ 第二篇　小兒體質在臨床辨識與調理中的實務應用

影，轉救轉劇，轉去轉遠……然不精於方脈婦科，透澈生化之源者，斷不能作兒科也。」明確指出小兒疾病治療用藥要及時、準確、謹慎。《景岳全書》說：「小兒氣血未充，而一生盛衰之基，全在幼時，此飲食之宜調，而藥餌尤當慎也。」意思是說，幼時是一生健康的根基，氣血未充盈，身體機能還不健全，這時飲食的調節固然重要，但在使用藥物時更需謹慎。因此在治療時，臨證處方要根據患兒的體質特點、發病時間之長短、病情之輕重，以及小兒臟腑的生理、病理特點，輕巧靈活，及時準確，四氣五味不過，切忌妄加攻伐。

成人由於機體生長發育成熟，自我調節及修復能力較小兒強，所以患病之後，往往久病難癒，對藥物的反應也不及小兒敏感，進而療效也差，但藥物對機體正氣的損傷，同樣會小一些。特別是老年人身體素質差，基礎疾病相對較多，一旦患病，病情往往較重，更是遷延難癒，因此各種治療方式較小兒更為強力。

綜上所述，無論從生長發育規律、營養代謝、健康內容方面，還是從易感因素、亞健康狀態、疾病治療策略方面，小兒與成人之間存在顯著的差異，這種差異，實際上是由小兒與成人不同體質狀態決定的。體質狀態不同，對病邪的易感性也就不同，《黃帝內經‧素問‧經脈別論》云：「勇者氣

行則已,怯者則著而為病也。」體質強壯,不易感邪或感邪後易於康復;體質虛弱,則易受邪侵且病情往往較重。另外,體質狀態不同,發病的傾向性以及疾病的臨床表現亦不同,《黃帝內經‧素問‧風論》說:「其人肥則風氣不得外洩,則為熱中而目黃,人瘦則外洩而寒,則為寒中而泣出。」說的就是感受同一種邪氣,由於體質狀態的不同,從而會表現出寒、熱兩種性質截然相反的臨床症狀,與之相對應的疾病治療措施也隨之變化,或治熱以寒,或治寒以熱。

◇ 第二篇　小兒體質在臨床辨識與調理中的實務應用

四、八種常見偏頗體質與不健康傾向分析

　　小兒患病，之所以有易熱、易咳、易喘、易滯等諸多不同，是因為小兒的體質狀態不同。小兒體質，歷代醫家多有論述，有「純陽說」、「稚陰稚陽說」、「三有餘，四不足說」。小兒體質狀態，稟賦於先天，變化於後天。又受天地之氣影響、陰陽消長之變化、自身調節之強弱。又因時、因地、因人所異，其體質狀態變化多端。體質狀態不同，對疾病的易感性，患病的傾向性，疾病的臨床表現以及結果亦不同。

　　除小兒健康體質狀態外，有許多不同的偏頗體質狀態，最常見的有 8 種，即氣虛體狀態、陽虛體狀態、痰溼體狀態、積滯體狀態、肝火體狀態、熱盛體狀態、高敏體狀態、怯弱體狀態，且常表現為亞健康狀態的徵象。

1. 氣虛體狀態

　　1）定義：它是以脾氣虛、肺氣虛為主要表現的一組小兒亞健康狀態徵象。

　　2）表現：乏力、納呆、多汗、面色或手足心萎黃、爪甲不榮、毛髮不榮、皮膚粗糙、大便不化等。

3）非健康傾向：易感冒、易咳嗽、疳證、佝僂病、貧血、生長緩慢、營養不良等。

2. 陽虛體狀態

1）定義：以脾陽虛或脾腎陽虛為主要表現的一組小兒亞健康狀態徵象。

2）表現：畏寒（怕冷），手足不溫，大便量多，或清稀，或完穀不化，小嬰兒大便色綠，夜尿多，舌質淡，腸鳴，面色蒼白，毛髮不榮，易鼻塞等。

3）非健康傾向：易遺尿、易溼疹、易洩瀉、貧血、佝僂病、凍瘡、生長緩慢、易感冒等。

3. 痰溼體狀態

1）定義：以肥胖或痰溼致病為主要表現的一組小兒亞健康狀態徵象。

2）表現：面色㿠白（面色白且面目虛浮的表現）、多汗、易疲勞、易咳喘、喉痰多、舌苔白膩、流涎、嗜睡、鼻鼾、呼氣音粗、大便黏膩等。

3）非健康傾向：易溼疹、哮喘、毛細支氣管炎、肥胖、嗜睡、運動協調功能欠佳等。

◇ 第二篇　小兒體質在臨床辨識與調理中的實務應用

4. 積滯體狀態

1)定義：以容易傷食、傷乳，表現為消化不良的一組小兒亞健康狀態徵象。

2)表現：納呆、口腔異味（口臭、口氣酸腐、口氣難聞）、易腹脹、夜寐不安、時常腹痛、大便酸臭或乾結、舌苔厚、地圖舌、乾嘔、磨牙、嗜異現象、夜啼、偏食等。

3)非健康傾向：易感冒、易發熱、易口瘡、易乳蛾、生長緩慢、貧血、疳證、佝僂病等。

5. 肝火體狀態

1)定義：以肝火上炎、肝陽偏亢為主要表現的一組小兒亞健康狀態徵象。

2)表現：過動、抽動、暴力傾向、急躁易怒、手足心熱或紅赤、大便乾結、尿黃、口唇紅赤、舌質紅、易哭鬧、喜冷飲、喜奶和肉食、多夢、脈數等。

3)非健康傾向：易口瘡、易針眼、過動徵、抽動徵、意外傷害、性格偏執、嗜異現象及可能引起自閉症等。

6. 熱盛體狀態

1)定義：以實熱內盛為主要表現的一組小兒亞健康狀態徵象。

2)表現:手足心熱(紅赤、脫皮)、口唇紅赤或潮紅、口腔異味、大便乾結、多汗、尿黃、尿頻、肛門或外陰潮紅、目眵(眼屎)多、舌質紅等。

3)非健康傾向:易乳蛾、易發熱、易口瘡、皮膚瘡瘍、易針眼、易鼻衄、外陰搔癢(女孩)、皮膚過敏反應等。

7. 高敏體狀態

1)定義:以好發過敏反應為主要表現的一組小兒亞健康狀態徵象。

2)表現:易鼻塞、易噴嚏、皮膚搔癢、皮膚劃痕試驗陽性、皮膚粗糙、皮膚過敏反應(對蚊蟲叮咬反應強烈)、清嗓子、鼻癢、眼癢、大便乾結、舌質紅、多種食物或物質過敏等。

3)非健康傾向:易溼疹、哮喘、毛細支氣管炎、易蕁麻疹、鼻炎、食物過敏等。

8. 怯弱體狀態

1)定義:以性格內向、膽小、易驚嚇為主要表現的一組小兒亞健康狀態徵象。

2)表現:缺少主動交流、膽小、性格內向、易驚嚇、夜驚、夜啼、多夢、高熱驚厥、易哭啼、多靜少動等,早產兒及低體重兒更為多見。

3)非健康傾向：易高熱驚厥、易驚嚇、膽怯、語遲、感統功能失調、交流障礙、癲癇、歇斯底里等。

五、小兒體質辨識的四診應用方法

1. 小兒氣虛體狀態

望診

· 望面部 ·

面色萎黃,小兒面部色澤萎黃,類似枯黃樹葉,黃而無光澤。面部白斑,小兒面部可見白色的斑片、斑點,不高出皮膚,顏色較面部大部分皮膚色淺,形狀各異,或多或少,可呈花斑臉。白斑可分布於面部的任何部位,以雙側面頰部多見,可見於一側或者雙側。

眼袋增重,小兒雙側下眼袋發青、發暗、發紅,出現眼袋,也可以表現為黑眼圈,常常為雙側對稱表現,通稱眼袋增重。

· 望爪甲 ·

爪甲不榮,指小兒的指(趾)甲生長不榮澤。通常表現為甲面白斑、白點、粗糙、起層、豎紋多、凹陷、脆薄、斷裂,甲床表面欠潤澤。

◇ **第二篇　小兒體質在臨床辨識與調理中的實務應用**

・望頭髮・

　　毛髮不榮,是小兒頭髮不榮澤的通稱。通常表現為頭髮稀疏、發黃、發紅、纖細、乾枯、白髮、分布不均、發立、髮結如穗、發軟(柔軟缺乏彈性)。

・望手足・

　　手足心薑黃,指小兒的手足心呈薑黃色。薑黃多表現在雙側手足心,其薑黃程度可輕淺、可顯著。部分小兒手足背面,甚至全身也可見薑黃。

・望舌象・

　　正常舌象為舌質淡紅色,舌苔薄白潤澤。舌苔白厚膩,厚和膩可有側重、程度不同,如舌苔白厚膩,也可見白膩厚。氣虛體狀態、積滯體狀態、痰溼體狀態均可見舌苔白厚膩,或滿舌分布。

　　舌苔花剝,舌苔花剝而厚膩者,多為氣虛體狀態兼積滯體狀態,虛實夾雜之象。

・望大便・

　　大便不化是指小兒的大便含有較多未消化的食物殘渣,或大便多且不成形,或大便色白,或大便鬆散,或大便漂浮水面,小嬰兒表現為大便奶瓣增多。大便情況可以透過問診間接獲得。

聞診

·口腔異味·

　　小兒口腔可嗅及酸臭、酸腐氣味，甚則類似大便樣臭穢氣味，通常晨起明顯，嚴重的全天均可嗅及。

·聞聲音·

　　哭聲低弱，大孩子語言低弱。

·嘆氣（嘆息）聲·

　　可聽到小兒時有長出氣、嘆息聲。

問診

·問飲食·

　　小兒可表現為納呆、納少、食慾不振、厭食、對食物不感興趣。

·問出汗·

　　可表現為多汗，尤其是稍微運動後出汗明顯，與一起玩的小朋友相比，總感覺出汗更多、更容易出汗，也可能同時伴有睡覺時大量出汗。

切診

·切皮膚·

皮膚乾燥、粗糙,氣虛體狀態日久可表現為皮膚彈性差、粗糙、乾燥。

·切脈·

大孩子脈弱或脈緩無力。

2. 小兒陽虛體狀態

望診

·望面部·

面色蒼白,面部不紅潤呈蒼白色,缺乏光澤,又略顯萎黃。可伴見面部花斑。

·望舌象·

舌質淡,舌苔白膩。

·望頭髮·

毛髮不榮、稀疏、纖細、發黃、發軟。

聞診

·腸鳴·

常聽到腸蠕動亢進而漉漉有聲，夜間更加明顯。

·鼻·

常聽到鼻音重、呼吸音重。時常鼻塞、噴嚏多，尤其以晨起或冷空氣刺激後更明顯。

問診

·問二便·

小便清長，或夜尿多，遺尿較多。大便量多，或清稀，或完穀不化，小嬰兒可見大便色綠、泡沫較多。涼食、涼飲後易腹瀉。另外，矢氣少。

切診

·切皮膚·

小兒手足不溫或冰涼，冬季更明顯。皮膚粗糙，腹部時常為腹實而滿。

·切脈·

大孩子脈弱或脈沉弱。

◇ 第二篇　小兒體質在臨床辨識與調理中的實務應用

3. 小兒熱盛體狀態

望診

·望面部·

　　望口脣紅赤、潮紅、櫻紅，或見口脣乾燥起皮。小兒常見舌舔上下口脣，口脣及口周呈潮紅或櫻紅。

·望手足·

　　小兒手足心紅赤，或脫皮，手足心可見紅點、紅斑，脫皮可見手足心或手足指端，以手心脫皮最多見，足心脫皮偶見。

·望舌象·

　　舌質紅，舌苔可異常，也可正常。

聞診

·小便氣味·

　　尿味腥臊重。

·汗液氣味·

　　汗液氣味較重，汗液氣味重以髮際處為明顯。

問診

· 問出汗 ·

多汗。

· 問手足 ·

小兒喜歡光腳,喜歡觸控涼物。

· 問二便 ·

大便乾結、色深,甚者如羊屎狀。尿少、尿黃。僅晨起尿色黃者不作參考。

切診

· 切皮膚 ·

手心灼熱,可用檢查者的手心觸貼小兒手心數十秒,感覺手心有灼熱感。用手背或檢測者的面頰距離小兒口鼻 3～5cm 處,感覺呼氣灼熱。

· 切脈象 ·

大孩子脈數。

4. 小兒積滯體狀態

望診

・望面、手足、頭髮・

　　面色萎黃或白斑,手足心萎黃,髮結如穗。

・望舌象・

　　舌質正常或紅,舌苔以厚為主,程度可分稍厚、厚、較厚,甚則可滿舌分布。苔色以白為主,也可以微黃。舌苔以膩為多,可見地圖舌。

聞診

・聞氣味・

　　口腔異味,大便酸臭,尿液氣味、汗液氣味較重。

・聞聲音・

　　常聽到夜啼、磨牙聲音。

問診

・問飲食・

　　多有飲食不節的習慣,比如飲食不規律、偏食,經常吃零食,經常口腔異味,時常有食後嘔吐或乾嘔,有嗜異現象,如喜食指甲、頭髮、生米、衣服、紙屑等。

·問睡眠·

睡眠不安，常表現為睡覺時翻來翻去，或淺寐，或夢語症（夢囈），或夜啼多。

·問腹痛·

發作性腹痛或腹部不適，常表現在臍周或上腹部，多為隱痛，可自行緩解，無壓痛，涼食或遇冷加重，排除腸道蟲證。

·問病史·

易發熱、易乳蛾、易感冒、嗜異現象。

切診

·切腹部·

腹脹多見，叩擊腹部可聽到顯著的鼓音，實濁音的腹脹也可見。

·切皮膚·

皮膚粗糙，發熱者可有五心發熱（手足心發熱為著）、腹部發熱。

5. 小兒痰濕體狀態

望診

·望形體·

多見肥胖,也可見消瘦或正常形體。

·望面部·

多見面色㿠白。

·望流涎·

流涎,晝夜均可見到。

·望濕瘡·

常見小兒濕疹,大多為滲出型,可見於身體的任何部位,以面部、髮際、口周、耳後、頸部、二陰(前陰及後陰)部位為多見。

·望喉部·

常見喉部白色痰液黏附。

·望大便·

常見大便黏膩。

·望舌象·

舌質淡或正常。舌苔多為白膩。

聞診

· 聞聲音 ·

　　常聽到喉部的痰鳴音,運動和冷空氣刺激後更加明顯。夜眠常聽到鼾聲、痰鳴音或呼吸音粗重。

問診

· 問出汗 ·

　　平素多汗,尤其運動後明顯。

· 問飲食 ·

　　平素多甜食,喜肉食。

· 問病史 ·

　　易溼疹、哮喘、氣管炎、毛細支氣管炎。

切診

· 切皮膚 ·

　　皮膚不溫。身體多汗,尤以手心多汗為常見。

· 切脈象 ·

　　大孩子脈滑或脈緩而無力。

6. 小兒肝火體狀態

望診

·望面部·

望口脣，多見口脣或口周紅赤、潮紅。

·望舌象·

舌質紅或暗紅，舌面可見紅色芒刺。

聞診

·聞聲音·

易哭鬧，小兒平素易哭啼、多夢、夢囈，可以透過問診間接獲得。

問診

·問行為·

過動徵，也可見少部分抽動徵，比如注意力不集中、眨眼、努嘴、聳肩等。過動徵、抽動徵可自行消失，常有反覆發作現象。常有暴力傾向，比如打別人、摔玩具等。

·問情緒·

易急躁、易發怒、易哭鬧。

- 問飲食·

    喜肉食、奶食、冷食、煎炸辛辣食物。

- 問二便·

    大便乾結或色深,小便黃而量少。

切診

- 切皮膚·

    手足心發熱。

- 切脈象·

    脈數。

7. 小兒高敏體狀態

望診

- 望形體·

    多見於肥胖,但不僅限於肥胖。

- 望皮膚·

    可見蕁麻疹,新皮疹與陳舊性皮疹交替可見,色素沉著斑明顯。可見溼疹,疹形多樣化。

- 望舌象·

    舌質紅,舌苔多白厚。

◇ 第二篇 小兒體質在臨床辨識與調理中的實務應用

聞診

·聞聲音·

可聽到清咽聲音,即小兒經常有清嗓子的聲音,類似單聲咳嗽,鼻音重,常聽到噴嚏聲。

問診

·問病史·

溼疹、蕁麻疹、毛細支氣管炎、鼻炎、哮喘。

·問皮膚·

皮膚呈現過敏反應狀態,蚊蟲叮咬後皮膚反應強烈,持續很久,經常抓撓皮膚,以後背、下肢明顯。

·問鼻眼·

經常鼻子、眼睛搔癢,小兒常搓揉鼻子和雙眼。

·問過敏·

常有魚蝦、水果、蔬菜過敏史,某種或多種接觸性物質過敏史,比如皮毛、花粉、粉塵等。

·問大便·

大便時常乾結,也可正常。

切診

·切皮膚·

皮膚粗糙，皮膚劃痕試驗陽性（檢查者用食指或中指的甲背邊緣或用棉花棒的無裹棉端用適度力量劃壓小兒背部皮膚，皮膚迅速出現紅色劃痕，消失緩慢，表示皮膚劃痕試驗陽性）。

8. 小兒怯弱體狀態

望診

·望神態·

小兒神態多呈現羞怯、膽小、緊張表現。

·望形體·

多種形體均可見於小兒怯弱體狀態，消瘦或肥胖形體多見。

聞診

·聞聲音·

常聽到夜啼、夜驚、夢囈，可以透過問診間接獲得。突然遇到響聲，小兒容易被驚嚇而哭鬧。

◇ 第二篇　小兒體質在臨床辨識與調理中的實務應用

問診

· 問情志 ·

　　小兒多思慮，遇事易生氣，易情緒低落，易哭啼。大孩子可有多愁善感的性格特徵。

· 問運動 ·

　　小兒多靜少動，喜歡獨自一個人玩耍、閱讀。

· 問社交 ·

　　孩子不喜歡與同伴一起玩耍或較為被動、膽怯，喜歡緊隨家長。

· 問病史 ·

　　常有高熱驚厥，部分有歇斯底里。

· 問睡眠 ·

　　常有夜驚。

· 問出生 ·

　　多見於早產兒、小於胎齡兒（足月小樣兒）、低體重兒，也可見於正常兒。

切診

· 切皮膚 ·

　　突然觸碰患兒背、胸、腹部皮膚時有驚懼反應，或用聽診器的聽頭直接接觸患兒胸、背部皮膚，反應強烈。

· 切脈 ·

　　大孩子脈數而無力。

六、偏頗體質調理的目的與基本原則

小兒偏頗體質狀態表達的是當前機體功能狀態，這種狀態不是疾病狀態，但也不是健康狀態。基於此，偏頗體質狀態進行的干預，用「治療」、「調治」均不準確，而用「調理」表達更為適宜。「調理」有調整、糾正、改正偏差的意思。調理小兒偏頗體質狀態，是為了調整、糾正偏頗體質狀態，以使其更靠近健康狀態。小兒偏頗體質狀態調理應遵循以下原則：

第一，小兒偏頗體質狀態調理是以提升小兒機體的自穩、自調、自我修正、自我康復能力為主要目的，也就是提升機體陰陽的動態平衡能力以及機體的整體協調能力。調理強調的是運用多種方法，幫助提升「自我」能力，而不是「替代」。所以，在調理小兒體質狀態時，應提倡自主健康原則。

第二，用偏頗體質狀態表達小兒亞健康狀態，其調理的目的是讓這種亞健康狀態盡可能地靠近健康狀態，遠離疾病狀態。調理應遵守扶正防邪、預防為主的原則。

六、偏頗體質調理的目的與基本原則

第三，調理小兒偏頗體質狀態，應依據整體觀念原則。小兒偏頗體質狀態的實質是整體大系統的協調、穩定性不足，因此，其調理也必須依據整體觀念。

第四，調理小兒偏頗體質狀態，應優先去除影響偏頗體質狀態的因素。小兒偏頗體質狀態受後天因素影響較為顯著，因此，調理其偏頗，應先確定並去除持續存在的相關影響因素。

第五，調理小兒偏頗體質狀態，應遵循多種技術方法融合的原則。小兒偏頗體質的形成是多因素的，其表現也是多樣性的。因此，調理應融合多種有效方法和技術。

第六，調理小兒偏頗體質狀態，在處方配伍、藥物四氣五味以及升降浮沉等方面，應遵循輕巧、輕柔、中和的原則。小兒「臟腑嬌嫩」、「臟氣清靈」，用藥應審慎，不宜矯枉過正，避免糾老偏成新偏。

第七，小兒機體柔弱，最不耐藥物克伐，藥久傷正。調理小兒偏頗體質狀態，應立足緩效，不求速癒，調休交替。

第八，調理小兒偏頗體質狀態，應立足中焦脾胃，遵循通上達下，促使脾胃升降順暢的原則。依據中醫臟腑理論，小兒偏頗體質狀態主要責之於中焦脾胃，調脾和胃是重要調理原則。

◇ 第二篇　小兒體質在臨床辨識與調理中的實務應用

第九，調理小兒偏頗體質狀態，應顧及兼夾性，配藥施術有主而不忘次，狀態變則方法變。多種體質狀態兼夾性是小兒偏頗體質狀態的特點之一，調理也應兼顧。

第十，調理小兒偏頗體質狀態，應遵守中醫「三因制宜」，應遵守因人、因時、因地而異的原則。又因影響小兒偏頗體質的因素很多，因此，調理還應依據影響因素的差異，制定施調原則。

七、「健、運、清、消」四法的應用實例

由於小兒生理特點是「臟腑嬌嫩，形氣未充」，這與成人有顯著的不同，其致病因素、易患疾病均不相同，臨證調理小兒機體狀態，常用健、運、清、消四法，有些包括在汗、吐、下、和、溫、清、消、補八法之中，但也有不同之處。健，具有補、溫二法的意義。運，類同八法中的和法。清，具有清、下二法的雙重意義。消，具有吐、消、下三法的意義。四法合參或三法合用，或二法並使。一可用於小兒滯、疳、吐、瀉諸多脾系疾病；二可用於久咳、易咳喘、易乳蛾、易感冒諸多肺系疾病；三可用於小兒五遲、五軟、生長緩慢、夜啼等疾病；四可用於非疾病、非健康之小兒亞健康諸證，即調理小兒偏頗體質狀態。

1. 健法

健，有益氣健脾，溫中暖胃的含義。《育嬰家祕》曰：「萬物五行皆藉土，人身脾胃是根基，四時調理和為貴，胃氣常存怕損虧。」《幼幼集成》云：「小兒臟腑和平，脾胃壯實，則榮衛宣暢，津液流通，縱使多飲水漿，不能為病。」

◇第二篇 小兒體質在臨床辨識與調理中的實務應用

脾胃為後天之本,只有脾胃功能完善,小兒才能生長發育良好。因為小兒「脾常不足」,所以《育嬰家祕》說:「脾未用事,其氣尚弱,故曰不足。」而且小兒生長旺盛,發育迅速,對水穀精微的需求更迫切,又乳食不能自我調節,寒溫不能自調,極易傷脾損胃。脾主運化,脾健則運,故常用太子參、黃耆(黃芪)、白朮、茯苓、白扁豆等益氣健脾之品。小兒脾常不足,宜溫畏寒,小兒又喜涼惡熱,喜食煎炸、膨化、甜膩食物,這樣極易傷及脾陽,脾陽傷則運化不暢,所以常配伍溫中暖胃的藥物,如高良薑、炮薑等。健法屬於中醫八法之補、溫之中。《醫學心悟》言補法:「補者,補其虛也……邪之所湊,其氣必虛……精氣奪則虛……虛者補之。」《黃帝內經·素問·至真要大論》曰:「虛者補之。」小兒生機蓬勃,何時補、如何補、何時不用再補至關重要,當小兒氣虛體狀態顯示脾胃氣虛,如乏力、易感、反覆感染時,可用補法。宜平補、運補,忌峻補,《儒門事親·推原補法利害非輕說十七》言:「君子貴流不貴滯,貴平不貴強」,說出了補法要領,應補中有通,補而不滯。

《類經圖翼·類經附翼·大寶論》說:「凡通體之溫者,陽氣也;一生之活者,陽氣也」,「熱為陽,寒為陰……熱能生物」,說明小兒也應注意溫陽。又因小兒「脾常不足」,《臨證指南醫案·脾胃》認為:「太陰溼土,得陽始運」,脾胃

七、「健、運、清、消」四法的應用實例

主司收納、腐熟、轉輸等各項功能，都是以陽氣為本，調理治療常用炮薑、乾薑等溫中暖胃，陽虛日久損及腎陽，脾腎二陽均不足者，可選附子、補骨脂、淫羊藿（三枝九葉草）等溫補腎陽。脾陽虛則脾不健，得溫則健。總之，健法包括補、溫二法，多用於調理小兒的氣虛體狀態、陽虛體狀態、痰溼體狀態、高敏體狀態、怯弱體狀態。

2. 運法

運，有轉、旋、動之義，這和脾的本能在於升、動、運、散以消化食物敷布精微一樣，行其氣滯，轉其樞機，旋其動作，動其稽遲，以恢復和加強脾的固有功能。《小兒藥證直訣·五臟所主》云：「脾主困。實則困睡，身熱，飲水；虛則吐瀉，生風。」提出了「脾主困」的學術思想，其立方主旨為舒展脾氣，恢復脾運。中醫兒科專家認為：「脾運失健，胃不受納，造成厭食；食積中焦，運化失司，是為積滯；氣機不利，脾胃壅滯，引起腹痛；升降失常，濁氣逆上，產生嘔吐；脾失升清，合汙下流，形成洩瀉；脾運失職，氣血不充，發生貧血；運化無能，精微不敷，久延成疳。」提出「脾健不在補，貴在運」，認為運脾法是調整小兒脾胃功能的核心。筆者認為：運，有助、行、理之義，助脾運化、傳導，助胃和降、腐熟；行脾之滯氣，行胃之滯積；理脾之順，理胃之降。總為理順脾胃氣機之滯緩，恢復脾胃之升清降濁

功能。臨證常選用蒼朮、厚朴、茯苓、車前子、枳殼、檳榔、炒紫蘇子、萊菔子（蘿蔔）、木香、白豆蔻等。脾性喜燥而惡溼，溼性黏滯，蘊阻中州則脾氣受困，輸運無權。欲解脾困，需化其溼醒其脾。蒼朮、厚朴芳化燥溼，使溼濁內消，蒼朮功專入脾，走而不守，為運脾主藥。茯苓、車前子淡滲利溼，使溼從下洩。脾性喜舒而惡鬱，氣滯不行，則水穀不運，清濁不行。枳殼、檳榔、木香、白豆蔻理氣導滯，開鬱助運，有行氣、消脹、止痛之功。要脾之所喜而去脾之所惡，為脾胃納運創造良好條件，使脾胃功能保持「健運」狀態。

　　運法屬於汗、吐、下、和、溫、清、消、補八法中的和法，在《醫學心悟‧論和法》中言：「有清而和者，有溫而和者，有消而和者，有補而和者，有燥而和者，有潤而和者，有兼表而和者，有兼攻而和者，和之義則一，而和之法變化無窮焉。」「和」有「和解」、「調和」、「緩和」之義，在治法中，取其不偏不倚中和之性，即為和法。中醫兒科專家認為和法「具有補中寓消，消中有補，補不礙滯，消不傷正」的特點，用於小兒脾不運化，胃不受納諸證最為合適。脾的主要生理功能為運與化，運者運其精微，化者化其水穀，現代小兒少有飲食不足者，多為傷於飲食，滯胃困脾，脾胃受納運化功能失司，此類病症只能解其脾困，運其脾氣，即使已

屬脾胃虛弱的病症，也應補運兼施。小兒運法者，和也、理也、利也、順也、轉也。小兒亞健康狀態的核心機制是「脾胃不和」，運法則正中要點，有調脾和胃之功。運法常用於調理小兒的積滯體狀態、氣虛體狀態、怯弱體狀態、高敏體狀態。

3. 清法

清，有清熱瀉火、清熱利溼、清瀉導下、清熱涼血、清熱解表、清熱解毒、清熱利尿之義。小兒臟腑嬌嫩，形氣未充，臟腑薄，藩籬疏，衛外功能不固，內臟正氣易傷，臨床常見外感之病症。小兒純陽之體，感邪後又極易傳變深入，化熱化火，夾痰、夾滯、夾驚；小兒「脾常不足」，飲食不知自節，乳食失調，極易停滯，食滯生熱，鬱積化熱，熱燻心肺致咽喉、心肺之疾患，故臨證清法常用。外感發熱者，疏風清熱；積滯發熱者，消食清熱；外感時疫者，解毒清熱；乳蛾口瘡者，上病下取，通便清熱；肺炎喘嗽發熱者，宣上通下，開閉清熱。如此種種，皆為清法。清法當含中醫八法的清、下二法，《醫學心悟》言：「清者，清其熱也，臟腑有熱者清之。」「下者，攻也，攻其邪也……病在裡，則下之而已。」小兒脾胃病，多為乳食所傷，若及時清導，則胃和脾健。治不及時，乳食停滯，滯積生熱，成嘔逆之源，痰火之根；若及時瀉下積滯，清解實熱，則脾胃升降功能可

以重得健運。《儒門事親・卷二》曰：「陳莝去而腸胃潔，癥瘕盡而榮衛昌，不補之中，有真補存焉。」清之目的在於祛邪，邪去則正復。臨證常用梔子、黃芩、連翹、白茅根、車前子、青蒿、大黃等清解小兒體內熱邪。小兒臟氣清靈易趨康復，待邪去則生機盎然，機體復健，所以清法在臨床很常用。但是，小兒稚陰稚陽，腸胃脆薄，不耐苦寒，需時時顧護脾胃，不可苦寒太多、太久、太重，以免損傷正氣，傷津耗液，須中病即止。或伍以健、運二法，以防苦寒太過之弊。清法在調理熱盛體狀態、積滯體狀態、肝火體狀態、高敏體狀態應用較多。

4. 消法

消，有消失、溶解、散失的意思。在中醫可釋解為消除、消導、祛除，有消食導滯、消除邪實之義，對小兒亦有消痰利水之意。《黃帝內經・素問・陰陽應象大論》曰：「中滿者，瀉之於內……其實者，散而瀉之。」是指透過「消」和「散」之法，祛除體內有形或有餘之實邪。張仲景《傷寒論》明確將消法應用到臨床中，分為消散水氣法、消痰開結法、消痞瀉滿法、消瘀法。《小兒藥證直訣》對消法的運用甚是精到，將消法分為消乳法、消疳法、消脹法和消痰法。認為「治癖之法，當漸消磨」，「疳皆脾胃病……不可痛擊」，「脾虛氣未出，腹脹而不喘，可以散藥治之」，「小兒急

驚者……蓋熱盛則風生……利驚丸主之，以除其痰熱」。消法，可消小兒之食、之滯、之痰、之水、之疳、之蟲，消化食積、消除痰熱、消利水留、消磨疳積、消驅蟲滯。

消法含八法之吐、消、下三法之用。《醫學心悟》言：「吐者，治上焦也，胸次之間，咽喉之地，或有痰、食、癰膿，法當吐之。」「消者，去其壅也，臟腑、筋絡、肌肉之間，本無此物而忽有之，必為消散，乃得其平。」「下者，攻也，攻其邪也……病在裡，則下之而已。」針對小兒，催吐法較少應用，這是因為小兒胃中有滯本就易吐。小兒的痞滿積滯，多責之於腸胃脆薄，運用消法更為避害穩妥。消法在臨證常選用神曲、麥芽、牽牛子、萊菔子、檳榔、枳殼等具有消食除滯功效的藥物。消法常配合健、運、清三法使用。總之，消法有消滯、導下、祛除的意義。消法常用來調理小兒的積滯體狀態、熱盛體狀態、痰溼體狀態、高敏體狀態。

5. 附方

臨床常用的兩個基礎協定處方，此二方加減化裁，廣泛用於調理小兒的偏頗體質狀態。

(1)消積方積滯屬小兒常見病症。正如《育嬰家祕・鞠養以慎其疾》云：「小兒之疾，屬胎毒者十之四，屬食傷者

十之五，外感者十之一二。」小兒「脾常不足」，腸胃脆薄，易飢易飽，加之後天飲食不節，父母溺愛，肥甘厚味，不加制約，飲食自倍，損傷腸胃，從而容易形成積滯。積滯的小兒常有口臭、納少、大便乾結、腹脹、夜寐不安、舌苔厚或大便黏膩等症狀，小兒積滯易感外邪或引發內因，從而導致發熱、乳蛾、咳嗽、厭食、腹瀉、腹痛、夜啼、夜驚等。消積方主要就是用於積滯引起的諸多疾病和亞健康狀態。

消積方組成：薑厚朴 3g，大黃 3g，生梔子 10g，炒牽牛子 6g，炒牛蒡子 10g，車前子 15g，白豆蔻 3g，共七味。

大黃：性味苦，寒。有瀉下攻積，清熱瀉火，涼血解毒，逐瘀通經，利膽退黃的功效。《藥性賦》云：「通祕結、導瘀血，必資大黃。」《神農本草經》曰：「大黃⋯⋯主下瘀血，血閉寒熱，破癥瘕積聚，留飲宿食，盪滌腸胃，推陳致新，通利水穀，調中化食，安和五臟。」大黃為治療積滯便祕的要藥，小兒患病，容易發實熱之證，常選大黃。

炒牽牛子：性味苦，寒；有毒。能瀉下逐水，攻積殺蟲，炒用則藥性減緩，制約藥毒。《本草綱目》云：「逐痰消飲，通大腸氣祕風祕，殺蟲。」

方中大黃、炒牽牛子同用，通腑導滯瀉熱。炒牽牛子亦可瀉肺氣，逐痰飲。

白豆蔻：性味辛，溫。可化溼行氣，溫中止嘔。《本

草經解》曰:「白豆蔻……主積冷氣,止吐逆反胃,消穀下氣。」

薑厚朴:性味苦、辛,溫。可燥溼消痰,下氣除滿。《名醫別錄》曰:「主溫中,益氣,消痰,下氣,治霍亂及腹痛,脹滿,胃中冷逆,胸中嘔逆不止,洩痢,淋露,除驚,去留熱,止煩滿,厚腸胃。」《藥性賦》云:「厚朴溫胃而去嘔脹,消痰亦驗。」小兒食積為多,食積必令脘腹脹滿,該品甚宜。

薑厚朴行氣化溼,並可助大黃瀉下之力,其次薑厚朴可降肺氣,燥溼。脾為生痰之源,透過對脾的燥溼行氣,發揮使脾不易生痰之功,白豆蔻、薑厚朴相合化溼運脾、消食積。

生梔子:性味苦,寒。歸心、肺、三焦經。能瀉火除煩,清熱利溼,涼血解毒。《藥性賦》云:「梔子涼心腎,鼻衄最宜。」《神農本草經》曰:「主五內邪氣,胃中熱氣。」

車前子:性味甘,微寒。可清熱利尿通淋,滲溼止瀉,明目,祛痰。《本草綱目》云:「導小腸熱,止暑溼瀉痢。」《藥性賦》曰:「車前子止瀉利小便兮,尤能明目。」針對小兒食積洩瀉,又能產生利小便實大便之力。

生梔子通瀉三焦之火,生梔子、車前子相合清熱瀉火,以消食積所生之鬱熱。此外,車前子利尿,使熱從小便而下。

◇第二篇　小兒體質在臨床辨識與調理中的實務應用

　　炒牛蒡子：性味辛、苦，寒。能疏散風熱，宣肺祛痰，利咽透疹，解毒消腫。《藥性賦》云：「牛蒡子疏風壅之痰。」《本草求真》曰：「牛蒡味辛且苦，既能降氣下行，復能散風除熱，是以感受風邪熱毒，而見面目浮腫，咳嗽痰壅，咽間腫痛，瘡瘍斑疹及一切臭毒痧閉、痘瘡紫黑便閉等症，無不藉此表解裡清。」炒牛蒡子辛能升浮，苦寒清降，既具升發之性，又有解毒利咽之功，通達上下，易於小兒。

　　縱觀全方，重用消法、下法，兼以健運脾胃之氣。「脾宜升則健，胃宜降則和」，諸藥合用，具有消積導滯、疏風清熱之功。食積腹脹納少，大便黏膩不消化者，加蒼朮、枳殼、神曲等運脾和胃；食積發熱者，加青蒿、柴胡、枳殼、連翹等解熱清熱；食積咳嗽者，加炒紫蘇子、枳實、桑白皮等化痰止咳消食積；脾虛食壅者，加蒼朮、枳殼、炒白朮、焦神曲等，實際又融合了健、運二法。

　　(2) 亞康方小兒存在亞健康狀態。小兒亞健康原因有四：一是飲食不節，脾胃不和，腸胃功能紊亂。二是處於「病瘥期」邪氣已袪，胃氣未復。三是反覆使用多種抗生素藥物。四是素體脾胃虛弱，機體柔弱。小兒亞健康狀態常表現為納呆、口臭、磨牙、流涎、小便黃、大便不調、倦怠乏力、夜寐不安、驚惕、膽小、哭啼、易怒、過動、暴力、發作性的噴嚏、鼻塞、鼻鼾、濁涕、面色萎黃或面部花斑、面

七、「健、運、清、消」四法的應用實例

頰粟粒樣皮疹、毛髮不榮、腹脹、口脣紅赤、手足心熱、多汗、牙齒不好、皮膚粗糙或皮膚癢、爪甲不榮、嗜異現象、眼袋增重、生長遲緩、皮膚過敏反應、舌質紅、苔白厚或膩、花剝苔（地圖舌）等。孩子長期處於亞健康狀態，易呼吸道反覆感染，而反覆呼吸道感染，又會加重亞健康狀態，兩者互為因果，形成惡性循環。故針對亞健康狀態之核心病機「脾胃不和」立亞康方，以達調脾和胃、消食清熱之效。「脾宜升則健，胃宜降則和」。

亞康方組成：檳榔 10g，焦神曲 10g，黃芩 10g，炒白扁豆 10g，茯苓 10g，生梔子 10g，炒牽牛子 6g，共七味。

茯苓：性味甘、淡，平。有利水消腫、滲溼健脾、寧心的功效。《本草衍義》云：「茯苓……茯神……行水之功多，益心脾不可闕也。」《傷寒內科論》也提到：「茯苓能補能瀉，補則益中氣，瀉則利水飲。」《本草求真》曰：「茯苓最為利水除溼要藥，書曰健脾，即水去而脾自健之謂也。」

炒白扁豆：性味甘，微溫。有補脾和中，化溼之功。《本草綱目》云：「止洩痢，消暑，暖脾胃。」《藥性賦》云：「扁豆助脾。」方中茯苓、炒白扁豆二藥相合，健脾益氣，用以恢復脾胃的健運功能。

檳榔：性味苦、辛，溫。有殺蟲消積、行氣、利水、截瘧之效。《名醫別錄》曰：「主消穀，逐水，除痰癖，殺三

◇ 第二篇　小兒體質在臨床辨識與調理中的實務應用

蟲伏屍，療寸白。」

焦神曲：性味甘、辛，溫。可消食和胃。《藥性賦》云：「神曲健脾胃而進飲食。」《本草綱目》云：「消食下氣，除痰逆霍亂，洩痢脹滿諸疾。」

炒牽牛子：性味苦，寒；有毒。能瀉下逐水，攻積殺蟲，炒用則藥性減緩，制約藥毒。《本草綱目》曰：「逐痰消飲，通大腸氣祕風祕，殺蟲。」

檳榔、焦神曲、炒牽牛子三藥共奏消食導滯之功，助脾胃健運。

黃芩：性味苦，寒。可清熱燥溼、瀉火解毒、止血、安胎。《神農本草經》曰：「主諸熱黃疸，腸澼洩痢，逐水，下血閉，惡瘡疽蝕火瘍。」《藥性賦》曰：「若夫黃芩治諸熱，兼主五淋。」《本草正》曰：「枯者，清上焦之火，消痰利氣，定喘嗽，止失血，退往來寒熱，風熱溼熱，頭痛，解瘟疫，清咽，療肺痿肺癰，乳癰發背，尤袪肌表之熱……實者涼下焦之熱，能除赤痢，熱蓄膀胱，五淋澀痛，大腸閉結，便血，漏血。」

生梔子：性味苦，寒。歸心、肺、三焦經。能瀉火除煩，清熱利溼，涼血解毒。《藥性賦》云：「梔子涼心腎，鼻衄最宜。」《神農本草經》曰：「主五內邪氣，胃中熱氣。」

七、「健、運、清、消」四法的應用實例

　　黃芩、生梔子二藥清熱燥溼,用以清瀉中州之傷食發熱、溼熱及鬱熱。

　　統觀全方,諸藥配伍,調脾和胃、消食清熱。用於調理各種小兒偏頗體質狀態,尤其適用於調理小兒積滯體狀態、氣虛體狀態、熱盛體狀態。調理基於小兒偏頗體質狀態的小兒形體消瘦、面色萎黃、食慾不振、體質虛弱、反覆感冒的預防,咳嗽氣喘未病先防,肺炎恢復期及哮喘緩解期等,加減化裁,每獲良效。偏於納呆者,加炒麥芽、枳殼、炒萊菔子等消食和胃;若大便乾結者,加生大黃、枳殼、當歸等行氣潤腸通下;若消瘦,體重和身高未達標者,加蒼朮、炒白朮、補骨脂、白茅根等運脾補腎;若內熱大者,加青蒿、連翹、白茅根等清解內熱;若表虛多汗者,加浮小麥、生黃耆、五味子益氣固表。

◇ 第二篇　小兒體質在臨床辨識與調理中的實務應用

八、小兒偏頗體質常見疾病與症狀對應

　　小兒偏頗體質狀態易發疾病、易發症狀，是指小兒在偏頗體質狀態下較正常體質狀態孩子更容易發生的疾病或更容易出現的症狀或徵候。實際指的是小兒偏頗體質狀態的非健康傾向預警內容。

1. 久咳

　　久咳是指小兒反覆咳嗽、持續不斷、時輕時重，病程大於 4 週。久咳包括現代醫學的慢性咳嗽，或咳嗽變異性哮喘，也有人稱慢性支氣管炎、過敏性咳嗽。用「久咳」表達小兒這種咳嗽狀態，能展現咳嗽持續不斷、反反覆覆、病程較久的特點。中醫雖有咳嗽一病，但不包含持續反覆的特點，因此，用「久咳」表達此類咳嗽較為適宜。久咳多責之於小兒正氣不足，尤其是衛外不固，或正虛邪戀，故咳嗽反覆持續不癒。現代醫學多責之於免疫失調。一方面免疫力低下，容易被各種病原體所感染；另一方面又表現免疫反應過度，出現機體過敏反應狀態，從而引起長期咳嗽。此類咳嗽應用抗過敏藥物治療有效，但是長時間或經常使用抗過敏藥

物，又會抑制免疫力，加重免疫力失衡的第一種狀態，即免疫力低下，從而更容易被各種病原體感染，引起咳嗽。小兒久咳多見於氣虛體狀態、高敏體狀態、積滯體狀態、陽虛體狀態、熱盛體狀態。

2. 易感冒

易，容易、好發、反覆之意。易感冒是指小兒容易感冒，反覆感冒，較平素或其他孩子更容易感冒，感冒頻繁發作之意。頻繁到什麼程度，目前並沒有統一的共識，以現代醫學反覆呼吸道感染的診斷標準，可以作為參考。由於此標準過於強調1年時間內發病的次數，因此，臨床上採用的較少。有學者覺得用「易感冒」較為通俗，而且更貼近臨床，所以用「易」表達感冒的頻繁發生，不過度強調必須每年發生多少次，只要展現為較平素更加頻繁發生即可。但是，應排除感冒的持續狀態，兩次感冒之間的無症狀和未治療期，應大於1週，這與現代醫學的界定相同。另外，對短暫或偶爾的其他症狀，如噴嚏、流涕，不作為一次感冒的診斷。用「易」加疾病名稱，表達某病的頻繁發生，比用「反覆」更為簡練，也更容易被患者理解和接受。因此，更多中醫臨床專家認同用「易+疾病」表達，如「易感冒」、「易積滯」、「易乳蛾」、「易鼻塞」、「易針眼」、「易腹瀉」、「易蕁麻疹」、「易溼疹」、「易口瘡」等。也常用「易+症狀」表達容易頻繁出

現某個症狀或徵候，雖表達的是某個症狀或徵候，但其臨床意義更傾向於將「易＋症或徵」作為一個「證」去考量，從而追尋伴隨這個「易＋症或徵」的其他臨床表現，而得出一個證，指導臨床辨證用藥。如易手足心熱，手足心熱雖然是一個徵候，但引起手足心熱的病機，可能是「心脾積熱證」，圍繞這個證，可能追尋到午後潮熱、乾幹、口臭、多汗、舌質紅等，只是手足心熱這個徵候更容易出現。類似的還有易鼻衄、易哭啼、易跌仆、易噴嚏等。另外，對於某些容易發生或發生較為頻繁的臨床表現，用「易＋」的方式表達不太順口，因此，也可以用其他方式表達。其根本上仍然表達的是頻繁、更多、容易、反覆的意思。如「入寐難」、「淺寐」、「過動徵」、「抽動徵」、「嗜睡」、「多夢」、「嗜異現象」、「貪食」等。

3. 易鼻衄

易鼻衄是指小兒經常無明顯原因的反覆鼻腔出血，單側或雙側，通常出血量少，偶爾會多，夜晚常發生。小兒鼻衄的發生可在短時間內反覆 2～3 次，這是由於第一次出血後結痂不牢，加上鼻腔又是一個有菌環境，小兒易揉搓，所以可能在一段時間內反覆多次。小兒反覆鼻衄，多責之於心脾積熱、積滯、便祕。大多數情況下，血液常規檢測即可排除血液系統相關疾病。易鼻衄可遵循中醫「上病下取」的調理原則。更多見於熱盛體狀態、肝火體狀態、積滯體狀態。

4. 易針眼

易針眼相當於現代醫學的瞼腺炎、麥粒腫，現代醫學認為是因細菌感染了眼瞼腺，而出現急性化膿性炎症。中醫認為屬心火上炎所致。小兒內熱較盛，容易反覆發作，故稱為「易針眼」。可表現為單眼的反覆發作，也可以雙眼交替發作，或同時發作，或持續不消。「易針眼」調理的原則是以內調為主，外治為輔，內調宜從小兒偏頗體質狀態入手。小兒易針眼更多見於熱盛體狀態、肝火體狀態、積滯體狀態。飲食不節是常見的誘發因素。

5. 易腹瀉

易腹瀉是指容易洩瀉、反覆洩瀉。小兒易腹瀉指小兒因多種原因導致反覆腹瀉。原本小兒脾常不足，腸胃脆薄，較成人更容易腹瀉。小兒易腹瀉多見於氣虛體狀態、積滯體狀態、陽虛體狀態、高敏體狀態。

6. 易溼疹

易溼疹是指小兒容易發生溼疹，中醫稱溼瘡，有反覆發作、時輕時重的特點。可發作於身體的任何部位。嬰兒的輕度溼疹有自癒傾向。要解決反覆發作，應從體質狀態入手，以內調理為主，外治為輔。小兒易溼疹多見於高敏體狀態、陽虛體狀態、熱盛體狀態。

7. 易蕁麻疹

易蕁麻疹是指容易反覆發生蕁麻疹。中醫屬風團的範疇，借用現代醫學名稱「蕁麻疹」更容易被患者理解，故用「易蕁麻疹」表述。小兒易蕁麻疹多見於高敏體狀態、陽虛體狀態、積滯體狀態。

8. 易咳喘

易咳喘是指小兒容易患咳嗽並經常伴有喘息。咳和喘可同時並見，也可先咳後喘，咳和喘輕重程度可有所側重，咳甚喘輕，或喘甚咳輕，或咳喘並重，包括現代醫學的支氣管炎、哮喘、毛細支氣管炎。易咳喘強調的必須有咳，並伴有喘。易咳喘與久咳的差別是久咳僅有咳而無喘，易咳喘是有咳也有喘，二者就病勢來說，易咳喘較久咳更嚴重，其發展為典型支氣管性氣喘的可能性更大，提前預防更顯重要。小兒易咳喘多見於氣虛體狀態、高敏體狀態、陽虛體狀態、痰溼體狀態。

9. 易乳蛾

易乳蛾是指小兒在某個季節或全年反覆、頻繁多次發生乳蛾。相當於現代醫學的扁桃腺發炎。表現為喉結腫大、紅赤，膿性分泌物可見，或見於單側，或見於雙側。可伴發熱，也可以不發熱。喉結腫大程度可分為Ⅰ度、Ⅱ度、Ⅲ度，X光檢查常伴有腺樣體增生現象。易乳蛾強調的是小

兒喉結經常腫大，因為易發，所以喉結、腺樣體處於增生狀態。腺樣體增生明顯者會影響患兒睡眠品質，嚴重的會造成呼吸障礙，常有鼻鼾、張口呼吸、咽部異物感現象。小兒易乳蛾多見於積滯體狀態、熱盛體狀態、氣虛體狀態。

10. 易發熱

易發熱是指小兒體溫反覆或多次發生異常升高，不包括體溫持續升高和長期低熱。以反覆的傷食發熱、反覆感冒發熱為多見。小兒易發熱多見於積滯體狀態、氣虛體狀態、熱盛體狀態。

11. 易口瘡

易口瘡是指小兒容易或反覆發生口瘡，或口瘡持久不易癒合。相當於現代醫學的口腔潰瘍。瘡多發於口腔雙側頰黏膜，也可以見於牙齦、顎（上顎）、舌面、舌下、口脣、口角。小兒反覆口瘡也包括嬰兒雪口（鵝口瘡）。小兒易口瘡多見於積滯體狀態、熱盛體狀態、肝火體狀態、氣虛體狀態。

12. 易積滯

易積滯是指小兒容易或反覆發生飲食停滯不化，積於腸胃，從而出現一系列食積的臨床表現。通俗地說，較多數孩子更容易發生食積現象。小兒易積滯多見於積滯體狀態、氣虛體狀態。

13. 易鼻塞

易鼻塞是指小兒容易發生經常性鼻塞，或鼻腔通氣不暢的現象。鼻塞通常在遇冷空氣刺激、晨起、晚睡前、秋冬季節更容易發生。類似現代醫學的過敏性鼻炎。會影響正常呼吸，往往有張口呼吸、鼻鼾現象。小兒易鼻塞多見於高敏體狀態、氣虛體狀態、陽虛體狀態。

14. 易哭啼

易哭啼是指小兒頻繁無原因或因小事哭鬧，屬小兒情志不暢的表現。易哭啼與小兒夜啼不同，易哭啼多發生在白天，而夜啼發生在夜晚。易哭啼通常表示孩子機體或情緒處於某種非健康狀態，也是許多疾病狀態的前期訊號。小兒易哭啼多見於積滯體狀態、肝火體狀態、怯弱體狀態。

15. 易跌仆

易跌仆是指已經會走路的孩子，較同齡孩子在行走、跑步、玩耍時更容易跌倒，或表現為與年齡不符的走路不穩，也包括協調動作較同齡孩子差。此類孩子意外傷害較多。小兒易跌仆多見於怯弱體狀態、氣虛體狀態、陽虛體狀態。在排除某些已知疾病的情況下，基於中醫「脾主肌肉、四肢」的理論，調理脾胃是干預易跌仆的基本原則。

16. 易噴嚏

易噴嚏是指小兒頻繁打噴嚏，時輕時重。晨起好發，甚至夜晚亦頻發噴嚏。可因冷空氣刺激、異味刺激等誘發，可伴有鼻涕、鼻塞、鼻癢。中醫多屬營衛不和。多見於經常厚衣厚被、缺乏日照、少經風雨的小兒。治療上宜調和營衛，抑亢扶弱。小兒易噴嚏多見於高敏體狀態、陽虛體狀態、氣虛體狀態。

17. 入寐難

寐在中醫描述為睡眠。入寐難是指小兒入睡困難，通常指臥床後較長時間不能進入睡眠，入睡時間通常超過 30 分鐘。小兒入寐難多見於積滯體狀態、熱盛體狀態、肝火體狀態。

18. 淺寐

淺寐是指小兒睡眠過程中，很多時候處於淺睡眠狀態，很容易被外界輕微的聲響、呼喚、動作擾醒。淺寐與深寐是相對應的，淺寐說明孩子的睡眠品質不好。淺寐和入寐難在小兒睡眠異常中均很常見，多與腸胃功能不好、疾病、運動不夠、情緒異常相關。小兒淺寐多見於積滯體狀態、怯弱體狀態、陽虛體狀態。

19. 過動徵、抽動徵

過動徵和抽動徵源於現代醫學注意力不足過動症和抽動障礙的概念，通常用於表達小兒發生的過動或抽動現象，只是程度較注意力不足過動症、抽動障礙輕，持續時間較短，可間斷性自行緩解。過動徵，是小兒平素動作過多，手足頻動、坐立不靜、亢奮躁動等類似過動症的現象，多見於肝火體狀態、熱盛體狀態。抽動，是小兒平素發作性出現眨眼、皺額、鼻子抽動、噘嘴、聳肩等類似抽動障礙的現象，多見於肝火體狀態、積滯體狀態、氣虛體狀態。

此類孩子不提倡過早以疾病歸屬，所以為了有別於疾病，用「徵」去表述。之所以用「徵」表述，有以下正向效果：①利於輕症的孩子早期康復，避免過早、過度干預。②減少監護人的恐懼心理，提升家庭干預信心，並減少復發。③該徵像是介於健康與疾病之間的一種中間狀態，屬亞健康範圍。當然，「徵」是可以轉為疾病的，也可以認為是疾病的早期表現或輕病狀態。

20. 嗜睡

嗜睡是指孩子比平時或同齡孩子睡眠多、醒後精神不振。較輕的嗜睡多與積滯、溼邪內蘊相關，較明顯的嗜睡與脫水、重度貧血、嚴重感染等疾病相關。嗜睡也可用於描述

患兒在夜晚睡眠期間不易喚醒,或喚醒後很快又進入睡眠狀態,遺尿的孩子較為常見,也有人稱為「困睡」。小兒嗜睡更多見於痰溼體狀態、氣虛體狀態、陽虛體狀態。

21. 多夢

多夢是指孩子晝夜入睡後做夢、夢囈較多,或經常聽孩子描述做夢內容,甚至睡眠中時常大呼小叫或噩夢驚醒。「多夢」表示孩子的睡眠品質欠佳。小兒多夢多見於肝火體狀態、怯弱體狀態、積滯體狀態、痰溼體狀態。

22. 嗜異現象

嗜異現象是指小兒啃食或吮吸非正常食物或非食物類物品,如嗜甲、吮指、咬衣被、吃生米、吃頭髮等多種異常食物或物品。相當於現代醫學的異食症(異食癖)。五味過度也包括在嗜異現象範圍內。如過食辣味、酸味、甜味或鹹味等食物。嗜異現象可以是有意識或無意識的,往往在安靜、情緒緊張時更容易發生。相關嗜異現象,古今文獻均有記載,之所以將其歸屬「現象」、不作疾病,其基本理由與過動徵、抽動徵一樣。積滯體狀態、氣虛體狀態的孩子易發生嗜異現象,也可見於部分肝火體狀態和怯弱體狀態的孩子。

23. 貪食

貪食，也叫善食、多食、善飢餓。是指孩子飢飽無度，表現為食慾亢奮，對吃東西有過度的慾望，喜歡不停地進食。其臨床特點是食多便多、腹大消瘦、營養不良。屬中醫「胃強脾弱」，多見於疳證患兒，貪食往往不伴有挑食現象。小兒貪食多見於氣虛體狀態、陽虛體狀態、積滯體狀態。

九、調理體質的適當時機與茶飲建議

1. 時機

調理小兒體質狀態的時機，是指運用多種方法技術，在某些容易引起小兒體質狀態偏頗的時機調理機體，減少非健康狀態傾向的發生。

時機１：風、寒、暑、溼、燥、火六氣發生太過，或發生不及，或非其時而有其氣的時候。由於小兒「臟腑薄，藩籬疏，易於傳變；肌膚嫩，神氣怯，易於感觸」，當六氣成為六淫邪氣，易發外感疾病，此時調理，可以有效預防外感疾病發生。

時機２：疫癘之氣流行的時間。如流感、手足口病、疱疹性咽峽炎、秋季腹瀉、痢疾、麻疹、水痘、猩紅熱、腮腺炎的流行或好發季節，此時調理機體，扶正防邪，可預防這些傳染病的發生。

時機３：有顯著飲食不當的時候。比如暴飲暴食、過食油膩之後，雖積未滯，尚未成病，調理脾胃，消食導滯，可預防積滯。

◇ 第二篇　小兒體質在臨床辨識與調理中的實務應用

　　時機4：過度疲勞的時候。小兒玩耍運動，若勞倦過度，正氣耗損，易為外邪所犯，此時調理機體，復原正氣，康復機體。比如玩耍過度、睡眠不足、課業過勞、考試期間、長途旅行等，均適宜調理。

　　時機5：大病、久病之後，或久病住院的時候。長期治療，藥毒傷正，邪去正虛，易生他病或易原病復發，此時調理有利於促進機體的康復，扶助正氣，減輕病害。

　　時機6：長時間使用抗生素、激素的時候，損傷正氣，肺脾氣虛，此時調理有減毒扶正的作用。

　　時機7：小兒生長緩慢、筋弱肉軟、行遲語遲、髮遲齒遲、肉軟、手軟，或感統協調不好的時候，此時調理機體有扶正助長、促進機體生長發育的作用。

　　時機8：由於小兒神氣怯弱，易憂鬱怯懦、少語膽小，或急躁易怒、過動徵、抽動徵，此時調理有平肝益志、扶弱抑亢的作用。常用於調理積滯體狀態、肝火體狀態、怯弱體狀態。

　　時機9：在小兒常見病未病期、欲病期、病後期的時候，此時調理機體狀態，可發揮未病先防、欲病阻斷、病後防復的作用。如易感冒、久咳、易咳喘、易鼻塞、易鼻淵等。

時機 10：夏暑之月時，此時調理小兒偏頗體質狀態，發揮「冬病夏治」的作用。秋末冬初調理，發揮減少小兒肺系疾病發生的作用。冬末春初調理，發揮預防哮喘、減少過敏反應的作用。春季萬物生機，草木方萌，此時調理，有利於孩子的促生助長。

2. 茶飲方

茶飲方 1　體弱調理茶飲方

組成：太子參 6g，炒白扁豆 10g，生梔子 10g，焦神曲 10g，檳榔 10g，炒牽牛子 6g。

用法：將上藥打碎如豆粒，棉布包裹，水煎數分鐘，小量頻飲，可加蜂蜜調味。每週服 3～4 天，每天 3～5 次。

方解：太子參味甘、微苦，性平。入心、脾、肺三經。補氣健脾，生津潤肺。適用於肺脾氣陰兩虛之證。炒白扁豆味甘，微溫。歸脾、胃兩經。補脾和中，化溼。脾氣虛最宜，暑溼吐瀉亦用。生梔子味苦，性寒。入心、肺、三焦經。瀉火除煩，清熱利溼，涼血解毒。諸熱毒、溼熱證選用。焦神曲味甘、辛，性溫。入脾、胃經。消食和胃。食滯腹脹滿多用。檳榔味苦、辛，性溫。入胃、大腸經。殺蟲又消積。炒牽牛子味苦，性寒，有毒。入肺、腎、大腸三經。瀉下逐水，攻積殺蟲。炒之則令藥緩毒輕，且炒後氣香，攻

◇ 第二篇　小兒體質在臨床辨識與調理中的實務應用

積之中略有健脾作用。可用於痰盛喘咳，飲食積滯。

作用：最宜調理小兒氣虛體狀態、陽虛體狀態之易感冒、久咳不瘥。脾虛消瘦，納呆不食。

茶飲方 2　內熱清解茶飲方

組成：白茅根 15g，炒牛蒡子 10g，生大黃 3g，車前子 15g，生梔子 10g。

用法：方法同茶飲方 1。

方解：白茅根味甘，性寒。入肺、胃、膀胱經。清肺胃熱，涼血止血，清熱利尿。適用於胃熱嘔吐，肺熱喘咳，血熱鼻衄諸證。小兒尿頻者也可。炒牛蒡子味辛、苦，性寒。入肺、胃經。疏散風熱，宣肺祛痰，又利咽透疹，解毒消腫。尤適用於小兒常發之肺系熱證，如咽喉腫痛、乳蛾痰熱、瘡瘍腫毒。生大黃味苦，性寒。入脾、胃、大腸、心包、肝經。瀉下攻積，清熱瀉火，涼血解毒。小兒積滯便祕常選。尤適用於小兒上病之下取諸證，如目赤咽腫、血熱鼻衄、乳蛾口瘡，痄腮丹毒必用。車前子味甘，性微寒。入肝、腎、肺、小腸經。清熱利尿通淋，滲溼止瀉，明目，祛痰。此旨意在清熱於便溺之中。止瀉之旨則利小便而實大便也。生梔子同茶飲方 1。

作用:最宜調理小兒熱盛體狀態、肝火體狀態、積滯體狀態。

茶飲方 3　食積消化茶飲方

組成:茯苓 10g,生梔子 10g,檳榔 6g,炒牽牛子 6g,炒麥芽 10g,枳殼 6g。

用法:方法同茶飲方 1。

方解:茯苓味甘、淡,性平。入心、脾、腎三經。利水消腫,滲溼健脾。尤適用於小兒肺脾氣虛之咳喘痰飲諸證。脾虛洩瀉,脹滿食少者亦可。生梔子、檳榔、炒牽牛子同茶飲方 1。炒麥芽味甘,性平。歸脾、胃經。行氣消食,健脾開胃,最適用於小兒米、麵、山藥積滯諸證。枳殼味苦、辛、酸,性微寒。入脾、胃、大腸經。功在消積、化痰、除痞。胃腸積滯,溼熱瀉痢諸疾好發於小兒,用之正中病機。

作用:最宜調理積滯體狀態。

◇第二篇　小兒體質在臨床辨識與調理中的實務應用

第三篇
小兒體質學的現代研究與實證探索

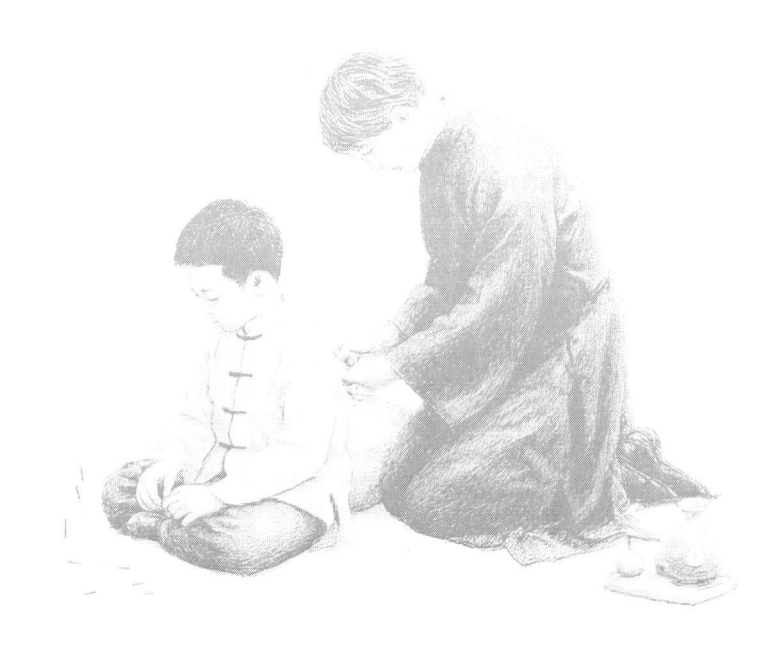

◇ 第三篇 小兒體質學的現代研究與實證探索

一、小兒體質學的現代研究現況

1980年代末，陸續有學者開始對小兒體質分型進行研究，但各家觀點不一，至今仍無統一標準。現從以下幾個方面，對近幾十年來關於小兒體質學說的研究進展，綜述如下。

1. 小兒體質的分型

近幾十年來，中醫兒科界的探索和研究，在一定程度上使小兒體質研究得到了進一步的完善。但在小兒體質分型方面，目前仍缺乏統一的標準，且體質分型方法繁多，為了釐清小兒體質分型的發展脈絡，現按發表時間進行文獻總結，其中剔除了從疾病角度進行的體質分型，見表1。

表1　近幾十年來中醫不同學者的小兒體質分型調查

年分	體質分型
1989	正常質、痰溼質、氣虛質、內熱質、氣陰兩虛質
1991	正常體質、燥熱羸瘦質、虛冷瘦弱質、膩滯肥胖質、晦澀浮腫質、倦怠萎軟質
1995	正常質、脾稟不足質、腎稟不足質、肺稟不足質、心稟不足質、肝稟不足質、胎熱質

年分	體質分型
1996（1）	均衡體質、不均衡體質（肺脾質Ⅰ、Ⅱ型，脾腎質Ⅰ、Ⅱ型）
1996（2）	陽盛質、陰盛質、陰陽平和質
1998（1）	陰陽平和型、滯熱型、脾胃氣虛型、脾胃陰虛型、脾胃氣陰兩虛型
1998（2）	正常質、陰虛燥紅質、陽虛遲冷質、痰濕膩滯質、氣血兩虛倦怠質、陽盛質
2002	平和質、陽熱質、痰濕質、不足質
2003	正常質、偏頗質
2006（1）	平常質、虛寒質、燥熱質、痰濕質、瘀鬱質
2006（2）	寒、熱、虛、實、濕
2008	平和體質、偏頗體質（心肝有餘、肺脾不足）
2010（1）	生機旺盛質、脾虛質、積滯質、熱滯質、濕滯質、心火偏旺質、異稟質
2010（2）	均衡型、陰虛型、陽虛型、濕熱型、特異質
2011	常態、偏態（肺弱、脾弱、腎弱、肝旺、心火）
2012	特異型體質、濕熱型體質、陽虛型體質（脾腎陽虛型、脾陽虛型）
2013（1）	均衡質、不均衡質（陰虛質、陽虛質、氣虛質、痰濕質）

◇第三篇　小兒體質學的現代研究與實證探索

年分	體質分型
2013（2）	正常質、脾氣不足質、痰溼質、脾陰不足質、內熱質
2014	平和質、氣虛質、陽虛質、陰虛質、溼熱質、痰溼質、氣鬱質
2015	正常質、偏頗質（肺氣虛質、脾氣虛質、腎氣虛質、心血虛質、肝血虛質、脾虛溼滯質、脾虛肝旺質、痰溼內蘊質、陰虛內熱質）
2016	肺脾腎不足陰多陽少質（痰溼易化寒體質、陽虛體、氣虛體）、心肝有餘陽多陰少質（痰溼易化熱體質、陰虛體質）、血瘀質、特稟質
2017（1）	平和質、偏肺虛質、偏脾虛質、偏腎虛質、偏肝亢質、偏陽熱質、偏陰虛質、偏怯弱質、特敏質
2017（2）	均衡型、肺脾氣虛型、脾虛溼盛型、心肝火旺型、脾胃伏火型、陰虛型、肝腎虧虛型、特稟型
2017（3）	健康體、氣虛體、陽虛體、痰溼體、積滯體、肝火體、熱盛體、高敏體、怯弱體
2017（4）	平和質、肺虛質、脾虛質、腎虛質、痰溼質、內熱質、特稟質（嬰兒期）
2019	和平質、特稟質、氣虛質、血虛質、陰虛質、陽虛質、痰溼質、陽熱質
2020	平和型、脾虛型、肺虛型、腎虛型、陽熱型、陰虛型、痰溼型、脾弱溼滯型（特定地區特有）、特稟型

2. 小兒體質的分型依據

(1)根據五臟稟賦、氣血陰陽盛衰分型

1995 年,從臟腑角度將 120 例正常初生兒體質分為正常質、脾稟不足質、腎稟不足質、肺稟不足質、心稟不足質、肝稟不足質、胎熱質 7 種。1996 年,根據小兒肺脾腎常不足的五臟特性,將 1,061 例小兒體質分為均衡體質和不均衡體質,其中不均衡體質又分為 4 型,包括肺脾質 I 型(陽多陰少型)、II 型(陰多陽少型),脾腎質 I、II 型。此種分型方法強調小兒肺脾腎三臟相對不足的體質特點。2003 年,依據臟腑與氣血陰陽等中醫理論,將小兒體質分為正常質和偏頗質,但偏頗質具體分型未見記載。2006 年,根據中醫理論,將體質分為平常質、虛寒質、燥熱質、痰溼質和瘀鬱質,並提出從調理母體著手養胎育嬰,實現優生優育,減少小兒偏頗體質。2008 年,針對 0～3 歲兒童,提出了「兩體論」,即平和體質、偏頗體質,偏頗體質又分為心肝有餘(熱體)和肺脾不足(寒體)。2010 年,結合五臟稟賦與陰陽氣血盛衰,將小兒體質分為均衡型、陰虛型、陽虛型、溼熱型、特異質,其中陰虛型細分為脾肺陰虛型和肺腎陰虛型;陽虛型分為脾陽虛型和脾腎陽虛型。2011 年,將小兒體質分為常態和偏態,其中偏態包含肺弱、脾弱、腎弱、肝旺、心火,此分型方法與明代兒科醫家萬全的「肝有餘,脾

常不足，腎常虛……心常有餘而肺常不足」理論相契合，概括了小兒的五臟特性。2015 年，根據臟腑與氣血陰陽理論，將小兒體質分為正常質和偏頗質，其中偏頗質又分為肺氣虛質、脾氣虛質、腎氣虛質、心血虛質、肝血虛質、脾虛溼滯質、脾虛肝旺質、痰溼內蘊質、陰虛內熱質。2016 年，在氣血、陰陽及五臟的基礎上，將不同年齡階段的小兒體質，分為肺脾腎不足陰多陽少質（痰溼易化寒體質、陽虛體、氣虛體）、心肝有餘陽多陰少質（痰溼易化熱體質、陰虛體質）、血瘀質和特稟質，其中肺脾腎不足陰多陽少質以嬰幼兒期（從出生到 3 週歲）多見，心肝有餘陽多陰少質以學齡前期或學齡期小兒（3～15 週歲）多見。此種分型既涵蓋了小兒的五臟稟賦，又兼顧不同年齡階段的特點，內容較為全面。2017 年，基於兒童「少陽體態」的特點，將小兒體質分為平和質、偏肺虛質、偏脾虛質、偏腎虛質、偏肝亢質、偏陽熱質、偏陰虛質、偏怯弱質、特敏質，將小兒五臟特性與「少陽」理論相融合，總結較為全面。2019 年，依據氣血陰陽和臟腑虛實，提出小兒體質「八分法」，即和平質、特稟質、氣虛質、血虛質、陰虛質、陽虛質、痰溼質、陽熱質，其中氣虛質常出現偏肺氣虛、偏脾氣虛、偏腎氣虛，陽虛質易表現為偏脾陽虛、腎陽虛、心陽虛，陰虛質在五臟皆可見

到，此分型兼顧小兒氣血、陰陽及五臟偏頗，並對不同體質的生活調護及飲食調理進行了闡述，內容較為全面。

(2) 根據臨床經驗分型

1989 年，學者根據多年臨床觀察，將小兒體質分為正常質、痰溼質、氣虛質、內熱質、氣陰兩虛質，並從體質表現、形成因素、病理特點、治療宜忌與日常保健等方面，詳細闡述了 5 種體質。1991 年，學者結合臨床經驗及四診，將小兒體質分為正常體質、燥熱羸瘦質、虛冷瘦弱質、膩滯肥胖質、晦澀浮腫質、倦怠萎軟質，此分型從名稱上直觀展現小兒的寒熱、虛實、胖瘦特徵，並闡述不同體質的治療用藥，有一定參考意義。1996 年，透過四診合參，對 225 例足月健康新生兒進行臨床觀察和統計分析，將體質分為陽盛質、陰盛質、陰陽平和質，此分型應用於新生兒較為簡便可行。1998 年，經過長期臨床觀察，學者將體質分為正常質、陰虛燥紅質、陽虛遲冷質、痰溼膩滯質、氣血兩虛倦怠質、陽盛質，強調飲食調養對糾正體質偏盛、偏衰的重要性，為日常飲食養生提供了思路。2002 年，學者在前人理論的基礎上，結合臨床觀察，將小兒體質分為平和質、陽熱質、痰溼質、不足質。2006 年，根據長期臨證經驗，將小兒體質分為寒、熱、虛、實、溼 5 型。學者認為飲食營養是影響小兒體質的最重要因素，小兒營養保健要以健運脾胃為核心，

◇ 第三篇　小兒體質學的現代研究與實證探索

因此提出「辨證施食」、「三因制宜」。此分型對人們日常營養保健來說，較易做到辨別體質，有較高應用價值，且相關體質的飲食營養保健理念值得參考、借鑑。2010年，透過研究，將0～6歲小兒體質分為生機旺盛質、脾虛質、積滯質、熱滯質、溼滯質、心火偏旺質、異稟質，詳細闡述了不同體質的成因、表現、飲食、生長發育狀況及疾病傾向等內容，從分型方法可以發現，學者認為小兒除脾虛、溼滯外，多為實性體質。2014年，透過臨床經驗及文獻回顧，將特定地區的小兒體質初步分為平和質、氣虛質、陽虛質、陰虛質、溼熱質、痰溼質、氣鬱質。此種分型方法強調地理、氣候、飲食對不同地區小兒體質的影響，特別突出小兒體質的地域特徵，屬於整體中的部分體質。

(3)根據文獻或專家共識分型

2013年，在對專家問卷調查結果進行統計分析後，制定了小兒體質分型標準：均衡質、不均衡質，其中不均衡質包括陰虛質、陽虛質、氣虛質、痰溼質4型。此分型較大程度集中了專家的思想共性，但由於消除了依靠個別專家意見的局限性和片面性，使一些提出陽虛質、陰虛質應分臟腑的意見，以及提出應增加血虛質、氣陰兩虛質、特稟質的專家意見未能被採納。同年，亦有學者將文獻研究與調查及專家訪談相結合，初步制定小兒體質分型標準：正常質、脾氣不

足質、痰溼質、脾陰不足質、內熱質，此分型綜合了多位醫家體質理論中出現頻率較高的幾種體質類型，凝聚了多位醫家的共識，但由於其篩選醫家具有主觀性，各醫家體質分型的信度難以保證，對最終體質分型標準的信度有一定影響。2020 年，透過參考其他專家的體質分型，並結合特定地區特色，將小兒體質分為平和型、脾虛型、肺虛型、腎虛型、陽熱型、陰虛型、痰溼型、脾弱溼滯型、特稟型。

(4) 根據小兒體質特點分型

1998 年，透過查閱文獻，結合小兒脾常不足的生理特點，將體質分為陰陽平和型、滯熱型、脾胃氣虛型、脾胃陰虛型、脾胃氣陰兩虛型，文中指出體質可能存在民族差異性，並認為小兒飲食結構改變可能影響體質，因此強調辨體用藥和進食的重要性。2012 年，根據小兒體質個性特點，將體質分為特異型體質、溼熱型體質、陽虛型體質 3 種，其中陽虛型體質又分為脾腎陽虛型、脾陽虛型。2017 年，根據小兒體質特點，將體質分為均衡型、肺脾氣虛型、脾虛溼盛型、心肝火旺型、脾胃伏火型、陰虛型、肝腎虧虛型、特稟型，此分型將小兒臟腑與陰陽、寒熱、虛實相結合，描述不同體質小兒的心理特徵和發病傾向，闡明體質與心理、疾病的關聯性，強調「因體制宜」的重要意義，辨體治療對日漸增加的社會心理疾病有正向效果。筆者根據小兒生理病理

特點，將偏頗體質分為健康體、氣虛體、陽虛體、痰溼體、積滯體、肝火體、熱盛體、高敏體、怯弱體，並闡述了不同體質的發生多與脾關係密切，強調脾胃功能失調與小兒偏頗體質之間的關聯。其他學者根據新生兒──嬰兒期生理病理特點，將此階段小兒體質分為平和質、肺虛質、脾虛質、腎虛質、痰溼質、內熱質、特稟質7型。此分型強調了小兒肺脾腎不足的特點。

3. 小兒體質與不同疾病易感性的關係

《黃帝內經·素問·刺法論》有云：「正氣存內，邪不可干。」可見感邪發病與體質強弱有密切關係，體質偏頗決定患兒對疾病的易感性和所患疾病的傾向性。近些年，許多學者對小兒體質與不同疾病的易感性進行了深入研究。

(1) 小兒體質與肺系疾病易感性的關係

綜合多位醫家的觀點，實熱質易患急性扁桃腺發炎和反覆上呼吸道感染；氣虛質易患咳嗽、哮喘和反覆上呼吸道感染；陰虛質易患咳嗽、哮喘、急性扁桃腺發炎和反覆上呼吸道感染；痰溼質易患咳嗽、哮喘；特稟質易患哮喘；陽虛質易患哮喘和反覆上呼吸道感染；氣陰兩虛質、溼熱質易患反覆上呼吸道感染。

(2)小兒體質與心繫疾病易感性的關係

專家將癲癇患兒體質分為溼熱質和痰溼質、實熱質、氣鬱質、瘀血質、不足質。癲癇病因包括先天因素、後天因素及誘發因素。先天因素責之於胎稟不足，屬不足質；後天因素包括痰濁內伏、痰火交結、瘀血阻絡等；誘發因素為多種行為所致氣機逆亂，因此溼熱質、痰溼質、實熱質、氣鬱質、瘀血質及不足質易發癲癇。

(3)小兒體質與脾胃系疾病易感性的關係

參照表1中2013年(2)的體質分型，發現正常質、內熱質的厭食患兒居多，發病年齡有斷奶、進入托兒所兩個高峰期。厭食患兒以脾陰不足質、脾氣不足質、內熱質為主。另有學者將小兒體質分為氣虛質、夾溼質、陰虛質和肝旺質4類，臨床中厭食患兒以氣虛質較為常見。因此可知氣虛質、夾溼質、陰虛質易患厭食。

(4)小兒體質與肝膽系疾病易感性的關係

綜合多位醫家的觀點，發現抽動障礙患兒的偏頗體質中兼夾性體質略多於單一體質，以陰虛質為主，7歲以下多為單一體質，7歲以上患兒體質兼夾性逐漸複雜化。若將體質分為正常型、脾胃虛弱型、肝腎不足型、腎氣不足型、血虛型，其中脾胃虛弱型和肝腎不足型的小兒易患抽動障礙。參照表1中1996年(1)的體質分型，發現肺脾質Ⅰ型(陽多陰

◇第三篇 小兒體質學的現代研究與實證探索

少型)的抽動障礙患兒最多,其餘依次為肺脾質Ⅱ型(陰多陽少型)、脾腎質Ⅰ型、均衡質,未見脾腎質Ⅱ型患兒。另外發現此病患兒常伴有鼻塞流涕等,且抽動障礙常因外感誘發或加重,因而認為抽動障礙患兒常存在肺虛質。各家普遍認為抽動障礙、過動症與肝、脾、肺多臟相關,與陰虛體質關係密切,本病病位在肝,病機為風痰交結、肝亢風動,因小兒肝常有餘,陽常有餘,陰常不足,故肝陽易亢、肝風易動,因此肝旺質、脾虛質、陰虛質、陽盛質易發抽動障礙、過動症。

(5)小兒體質與腎系疾病易感性的關係

在小兒腎病初期、水腫期及恢復期,以肺脾氣虛、脾腎陽虛體為主,難治性小兒腎病或長期使用激素的患兒,體質多轉變為肝腎陰虛或氣陰兩虛。性早熟患兒體質多為陰虛內熱質、脾虛肝旺質、痰溼內蘊質。小兒腎病病位在肺脾腎,病機為肺脾腎功能失調、氣化失常,肺脾氣虛質、脾腎陽虛質易患此病。性早熟由陰陽平衡失調、陰虛火旺或肝鬱化火所致,因此熱性體質多發此病。

(6)小兒體質與氣血津液疾病易感性的關係

有學者將體質分為正常質、燥紅質、倦㿠質、遲冷質、膩滯質、晦澀質,而過敏性紫癜患兒以燥紅質為主。小兒過敏性紫癜與溼熱體質密切相關,總結眾醫家觀點,認為氣虛

一、小兒體質學的現代研究現況

質、陰虛質、溼熱質、瘀血質的小兒可能是過敏性紫癜發病的主要人群。

(7)小兒體質與皮膚疾病易感性的關係

研究發現小兒溼疹、蕁麻疹、丘疹性蕁麻疹均以陽盛質、痰溼膩滯質、陰虛燥紅質、氣血兩虛倦怠質、陽虛遲冷質由高到低呈遞減趨勢，呈現「異病同質」的特點（參照表1中1998年(2)）。小兒一般在0～3歲易患溼疹、蕁麻疹、丘疹性蕁麻疹，2～3歲起易患變應性鼻炎（過敏性鼻炎）、哮喘、過敏性腸炎等，若未得到有效治療，則可能在4歲左右出現抽動障礙、過動症。另有學者發現7歲以下患兒體質集中在陽盛質、痰溼膩滯質、陰虛燥紅質，7歲以上患兒變態反應性皮膚病（過敏性皮膚病）患病率顯著下降。總結各醫家對溼疹患兒體質的研究：肺熱陽盛質、溼熱質、痰溼質、陰虛燥紅質、特稟質為小兒溼疹的好發體質。參照表1中1996年(1)的體質分型，發現異位性皮膚炎患兒的體質以肺脾質Ⅰ型（陽多陰少型）最多，其次是肺脾質Ⅱ型（陰多陽少型），年齡以2～6歲居多。綜上所述，陽盛質、痰溼質、陰虛質易發溼疹、蕁麻疹、丘疹性蕁麻疹，其中陽盛質還易患異位性皮膚炎；陰盛質、溼熱質、特稟質、平和質易發溼疹。

◇ 第三篇 小兒體質學的現代研究與實證探索

(8) 小兒體質與傳染性疾病易感性的關係

經研究發現，特稟質、氣虛質、陽虛質易患重症手足口病。

透過研究不同體質對各種疾病的易感性，可以對疾病的發生、發展進行健康預警和提前干預，改善機體內環境，及時糾正體質的偏頗，消除疾病產生的內在機制，達到治未病的目的。

4. 小兒體質與不同疾病的調治方法

生活起居調護對增強小兒體質、抵禦疾病產生重要的作用。《黃帝內經·素問·臟氣法時論》云：「五穀為養、五果為助、五畜為益、五菜為充。」合理飲食對孩子的健康十分必要，平時要減少辛辣油膩、生冷寒涼等食物的攝取，避免小兒飲食過飽，以免內傷脾胃。讓孩子增加戶外活動，接受日光療法，接觸自然萬物，「數見風日」有助於小兒的生長發育。另外，高品質且充足的睡眠，也是小兒生長發育所必需的，午睡時間過長、夜間入睡過晚，都會對孩子的睡眠節律產生負面影響，因此應保證小兒睡眠做到有時、有度、有律。除了生活調護，疾病狀態下進行合理用藥也是必不可少的。

(1)小兒體質與肺系疾病的調治方法

正常質的小兒患風寒咳嗽常用杏蘇散加減,風熱咳嗽常用桑菊飲加減,重症可用麻杏石甘湯加減。實熱質的外感咳嗽可用桑薄清宣湯(桑葉、薄荷、牛蒡子、板藍根、桔梗、炒枳殼、紫菀、川貝母、甘草)加減,也可選用桑菊飲合清寧散加減。痰濕質用麻杏二陳湯加減,慎用桔梗等升提之品。氣虛質可在風寒方(杏蘇散)或風熱方(桑菊飲)的基礎上,酌情加益氣藥,或用玉屏風散合杏蘇散加減。陰虛質可在風寒方或風熱方的基礎上,酌情加養陰清熱藥,或方用沙參麥冬湯加減,慎用燥濕化痰藥。

在哮喘患兒中,陽虛質常用玉屏風散合桂枝湯加減;痰濕質常用二陳湯合三子養親湯加減。實熱質以清熱瀉火為主,但不可過用寒涼伐氣;氣虛質宜健脾益氣、補肺固表;陰虛質宜育陰清熱;氣陰兩虛質宜益氣養陰、健脾潤肺;陽虛質在感染期宜疏風散寒除濕,緩解期重在健脾益氣、溫腎助陽。

(2)小兒體質與心繫疾病的調治方法

濕熱質的癲癇患兒,若濕重於熱,用三仁湯加減;濕熱並重,用甘露消毒丹加減。痰濕質常用滌痰湯加減。氣鬱質常以柴桂龍牡湯合柴胡疏肝散加減。瘀血質用血府逐瘀湯合逍遙散加減。實熱質包括外感高熱質、肝火內盛質、脾胃積熱質和心火亢盛質,其中外感高熱質以銀翹散加減;肝火內

盛質用風引湯加減；脾胃積熱質用涼膈散加減；心火亢盛質宜導赤散加減。不足質可分為脾虛痰盛質、肺氣不足質、心脾陰傷質和脾腎兩虛質，其中脾虛痰盛質用六君子湯加減；肺氣不足質用玉屏風散加減；心脾陰傷質宜用百合湯加減；脾腎兩虛質宜用河車八味丸或固真湯加減。

(3) 小兒體質與脾系疾病的調治方法

氣虛質分為脾氣不足質、肺氣不足質、腎氣不足質。脾氣不足質用異功散加減；肺氣不足質用玉屏風散合六君子湯加減；腎氣不足質用金匱腎氣丸合理中丸加減。夾溼質可分為痰溼內蘊質、脾虛溼滯質，其中痰溼內蘊質用二陳湯加減；脾虛溼滯質用參苓白朮散加減。陰虛質有肝陰不足質、陰虛火旺質，而肝陰不足質常用一貫煎加減；陰虛火旺質多用知柏地黃丸加減。

(4) 小兒體質與肝膽系疾病的調治方法

抽動障礙、過動症病位在肝，其中肝旺質宜選用天麻鉤藤飲加減；陽盛質用柴胡疏肝散合瀉青丸加減；脾虛質用四君子湯合瀉青丸加減；陰虛質用杞菊地黃丸加減。其治療原則為調理體質與疏肝、瀉肝、柔肝並舉。

(5)小兒體質與腎系疾病的調治方法

小兒腎病的發病初期、水腫期及恢復期,依據體質選用溫陽理氣健脾之品;難治性小兒腎病或長期使用激素的患兒,酌情予以益氣養陰溫腎之品。性早熟臨床治療方法及療效較為有限,在根據體質對患兒進行藥物治療的同時,應加強生活管理,盡量食用天然食物,減少含激素食物攝取的可能,減輕課業負擔,減少熬夜次數,避免發病危險因素,預防大於治療。

(6)小兒體質與氣血津液疾病的調治方法

過敏性紫癜的治療原則是改善體質、驅除邪毒異物、止血活血相結合,治療的主方為脫敏調血湯(當歸、丹參、川芎、三七、連翹、荊芥、白鮮皮、仙鶴草、生甘草),再根據體質差異進行加減。其中陰虛質加滋陰清熱藥;氣虛質加培補氣血藥,瘀血質加化瘀止血藥。溼熱體質導致小兒過敏性紫癜,治療應以溫膽湯為基礎方,注重利溼熱,使溼熱之邪從小便而出,給邪以出路。

(7)小兒體質與皮膚疾病的調治方法

小兒過敏性皮膚病發作時,陽盛質的調治原則為清熱消疹潤腸;痰溼質治宜燥溼化痰、祛風止癢;陰虛質治宜滋養肝腎、祛風止癢。另外,溼熱質的溼疹患兒在飲食上應忌食辛熱之品,適度食用甘涼。

正如《景岳全書》所言：「小兒氣血未充，而一生盛衰之基，全在幼時，此飲食之宜調，而藥餌尤當慎也。」小兒用藥應依據病情輕重和臟腑功能靈活運用，不可重濁，不宜呆滯，不得妄加攻伐，要中病即止，以防藥物不當損傷小兒體質。在辨證論治的基礎上，結合患兒體質類型，做到辨證與辨體相結合。

5. 問題與展望

小兒體質研究仍處於各家學說狀態，尤其是體質分型較難統一，這需要更廣泛的臨床數據進行分析研究。由於小兒特殊的生理特點，使其一直處於不斷的動態變化之中，易受藥物、環境、飲食等外界因素的影響，使小兒體質呈現出易感性、可變性和可塑性的特徵，並影響疾病的發生、發展、預後和結果，因此偏頗體質狀態下的非健康傾向，特別是基於小兒常見、多發、易感疾病的預警，更值得深入探討。小兒體質狀態的研究須基於主動健康的定位，其意義在促進小兒生長發育，保持小兒整體健康、主動健康，讓小兒不生病、少生病。

二、體質學研究的背景與重要性

自古至今，眾多學者研究小兒體質狀態，其研究成果完善了中醫理論，特別是完善了小兒體質學說的中醫理論，也豐富了基於小兒體質學說的臨床應用。

小兒體質學說研究是一項長期的任務，筆者及其團隊積極參與其中，並為此努力工作。

1. 研究小兒體質學說的背景和基礎

第一，基於古代醫家提出的小兒體質相關學說，其研究結論較為概括，屬上位理論，對臨床應用具有指導意義，但體質狀態的分類不具體，對非健康傾向預警較少，僅有「熱多冷少」。

第二，基於現代學者對小兒體質學說的研究成果，近代醫家對小兒體質學說的研究及分類更加具體，比如5種分類法、6種分類法、8種分類法等，但其辨識方法的可操作性還需更加完善。

第三，基於臨床問題的思考，主要從以下五個方面著手

一是臨床中發現許多孩子所患疾病有明顯的趨向性，比如有的孩子易發熱、有的易咳嗽、有的易積滯、有的易乳

蛾；某種疾病此孩子易發，彼孩子不易發，有明顯的個體易感性特徵，我們假設與體質狀態相關。

二是在同樣的基礎條件下，孩子生長評估結果有差異性，甚至同一個孩子的生長發育在時間上也有差異，除了生理原因外，其表現為某個階段生長發育良好，某個階段生長遲緩，我們假設與體質狀態相關。

三是孩子性格和心理的缺失、異常，與體質狀態有一定的相關性，可表現為同一孩子性格、心理在時間上的差異。

四是對食物和其他物質的過敏反應，也展現在不同的個體之間，甚至同一個體也可以存在差異，而且這種過敏反應，與父母存在一定的相關性。

五是小兒的一些非健康傾向與某種偶發因素相關，比如手術後、疾病後。也就是說，某些偶發因素作用於不同的個體，會影響該個體易發某種疾病。如某孩子平素很健康，自從做了骨折手術或患了某種疾病之後，就很容易發生疾病，我們假設這種現象與體質狀態變化相關。還有，某個特定時段對體質狀態的影響，比如進入幼兒園的初期、考試期或某個年齡層，其非健康傾向都會受這些特定時段的影響，同樣假設與體質狀態相關。

第四，基於調理小兒偏頗體質狀態的臨床績效，透過調理可以有效地改善這些偏頗體質狀態所引發的非健康傾向發

生率,比如易積滯、生長緩慢、過動徵、抽動徵等。

第五,基於主動健康的思維。主動健康是健康的優先行為,尤其是小兒主動健康應立足於非疾病狀態的研究,而體質狀態研究是重要的切入點。

第六,基於豐富兒童中醫保健服務技術的需求,而開展小兒體質學說研究,顯然是工作重點。

第七,基於小兒健康過程管理的需求,開展小兒體質學說研究,將為中醫小兒健康管理提供方法、技術上的支持。

第八,基於小兒生長發育不只是量的變化,更是質的變化,開展小兒體質學說研究,是全生命週期調養上的需求。

2. 研究小兒體質學說具有重要的理論價值和臨床意義

第一,研究小兒體質學說對促進小兒生長發育具有一定的臨床意義。第二,研究小兒體質學說對減少疾病、減輕疾病、減少復發、干預疾病傳變和逆轉,具有臨床意義。第三,研究小兒體質學說有利於提升小兒主動健康的能力。第四,研究小兒體質學說可以提升監護人、老師和孩子的健康素養。第五,研究小兒體質學說可豐富小兒中醫預防保健技術和方法。第六,研究小兒體質學說可促進小兒主動健康產品的研發與推廣。

◇ 第三篇　小兒體質學的現代研究與實證探索

三、小兒體質辨識研究的技術路線

小兒體質狀態辨識研究技術路線，如圖 3 所示。

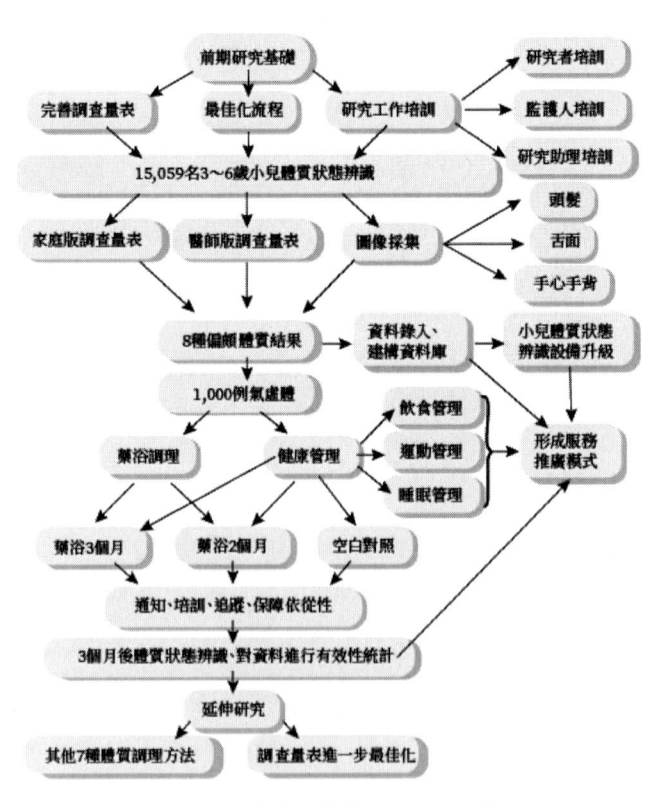

圖 3　小兒體質狀態辨識研究技術路線

四、體質辨識與干預技術示範研究方案

目前，生活作息紊亂、抗生素濫用、非健康飲食、長時間玩電子產品等不良生活習慣，在兒童生活中普遍存在，兒童免疫力開始普遍下降，即使同樣的病因，小兒患病的臨床表現卻不同，經過長期臨床觀察，這與兒童體質密切相關。基於此現狀，我們認為「治未病」辨識方法與干預技術的研究，應從小兒體質著手，分析小兒體質狀態，對其普遍存在的亞健康狀態及潛在健康危險因素進行監測、分析、預警、干預、評價，研發出具有中醫健康體檢及危險因素早期監測功能的小兒體質狀態辨識儀，這對管理小兒體質健康有一定的推廣意義。

關於小兒體質，《育嬰家祕》提出「五臟之中肝有餘，脾常不足，腎常虛……心常有餘而肺常不足」的觀點，又在朱丹溪理論的影響下，提出「陽常有餘，陰常不足」的觀點。基於此理論，認為小兒氣虛體主要從肺常不足、脾常不足而言，與肺脾二臟密切相關。若肺氣虛、脾氣虛，則影響肺防禦外邪及脾後天之本的運化功效，與小兒免疫力低下密切相

關，而免疫力低下則更易受到外邪入侵，誘發各種疾病。前期研究小兒常見的 8 種偏頗體質中，氣虛體、積滯體及熱盛體最常見，氣虛體小兒占 28%。因此我們選擇氣虛體小兒作為研究對象，對未來其他體質的研究提供借鑑。

關於氣虛體小兒的干預，選擇小兒易接受且操作簡便的藥浴療法。藥浴療法是將全身或局部浸泡在中藥藥液中，利用藥物滲透吸收的原理，達到預防保健、袪除病邪的一種外治法。另外，使用藥浴療法不透過胃腸道，避免對胃腸道環境的不良影響，同時最大程度上減少了肝腎的解毒和代謝。本研究選擇與小兒免疫力最密切的氣虛體為研究對象，透過藥浴療法，達到養生保健、益氣固表、調和陰陽、提高免疫力、防治疾病、恢復健康的目的。

藥浴療法處方選取生黃耆、炒白芍、青蒿、紫蘇葉四藥，黃耆味甘，性微溫，歸肺、脾經，具有補氣健脾、升陽舉陷、益衛固表的作用。《本草匯言》論述其「補肺健脾，實衛斂汗，驅風運毒之藥也」。現代藥理顯示，黃耆含苷類、多醣、胺基酸、微量元素，具有對抗流感病毒、提高機體免疫力的作用，外用可滲透吸收，增強肌膚益衛固表的功效，生黃耆比炙黃耆偏於固表益衛，功效更強。本方以生黃耆為君藥。氣虛體小兒藥浴過程中，皮膚溫度升高，使微血管擴張，促進血液和淋巴液的循環，體溫散發的同時，

皮膚透過對生黃耆滲透吸收的作用，可強肌膚益衛固表，增強機體免疫力。白芍味酸、苦，性微寒，歸肝、脾經，具有養血斂陰、柔肝止汗、平抑肝陽的功效，《本草求真》論述：「白芍……有斂陰益營之力……於土中瀉木」，小兒體質肝常有餘，脾常不足，本方中臣藥為炒白芍，可於土中瀉木，柔肝止汗，又可增強生黃耆固表益衛之功效，主要取其收斂止汗之功，同時，現代藥理研究證明，炒白芍具有增強機體免疫力的功效。青蒿味苦、辛，性寒，歸肝、膽經，為菊科植物青蒿或黃花蒿的全草，具有清虛熱、除骨蒸、解暑及截瘧等作用，小兒胃強脾弱，飲食不知飢飽，易積滯，腸道溼熱，進而溼熱困脾，本方佐以青蒿，有清虛熱的功效，且青蒿芳香而散，藥物外用使有效成分更易滲透吸收，現代藥理研究證實，其水溶後對皮膚真菌有抑制作用。紫蘇葉為唇形科植物紫蘇的乾燥葉（或嫩枝），味辛，性溫，歸肺、脾經，具有發表散寒、行氣寬中等作用，常用於外表風寒及脾胃氣滯。氣虛體小兒易外感、易積滯，這裡用紫蘇葉，一方面可抵制青蒿的寒，另一方面可溫通經絡，祛邪散寒，行氣寬中，另外，現代藥理研究顯示，紫蘇葉具有較強的抗過敏性。

綜上所述，此方具有益氣固表、疏肝健脾的功效。

◇ 第三篇 小兒體質學的現代研究與實證探索

1. 研究目標

透過人工智慧的方式，研發出具有中醫健康體檢及危險因素早期監測功能的小兒體質狀態辨識儀，建立小兒體質狀態辨識方法。

研究評價藥浴療法對 1,000 例 3～6 歲氣虛體小兒干預的效果。建立中醫對 3～6 歲氣虛體小兒干預的服務模式。

2. 研究方法

（1）研究對象來源

在三個不同地域，對 15,059 名 3～6 歲幼兒園小兒進行小兒體質狀態調查後，辨識出氣虛體小兒，從中選出 1,000 例，進行示範性藥浴干預研究。

（2）小兒亞健康體質調查問卷

根據中醫體質分類量表的設定，及筆者長期臨床經驗總結，進行小兒體質狀態辨識專案調查量表家庭版和醫師版的設計，家長透過「小兒體質狀態辨識專案調查量表（家庭版）」（家庭版調查量表）對小兒生長發育、餵養、行為及飲食習慣等資料進行採集。家庭版調查量表條目，包括近一年整體健康情況、頭面五官情況、腸胃功能情況，家長經團隊專業培訓後，填寫家庭版調查量表，並簽署知情同意書（知情同意書需經倫理委員會批准）。醫生透過「小兒體質狀態

辨識專案調查量表（醫師版）」（醫師版調查量表），結合中醫「四診」，對小兒頭髮、面部、腹部等中醫診斷資料進行採集，醫師版調查量表條目，包括小兒頭髮、面部、眼部、口、咽喉、扁桃體、舌、胸廓、腹部、手等。最後用小兒體質狀態辨識儀對頭髮、面部、舌、手等進行資訊採集。

1) 醫師版調查量表的設計：①小兒的基本資料。②條目的設計。必須由專業人員進行判定的條目，歸於醫師版調查量表，主要包括頭髮、面部、眼部、口、咽喉、舌、舌苔、胸廓、腹部以及手等。③記錄採錄人和錄入人的相關情況以及具體日期。

2) 家庭版調查量表的設計：①將「乏力、多汗、偏食、嗜異現象」等條目形成具體問題形式。②將「易急躁或發脾氣、受批評後易哭、多靜少動」等條目形成陳述形式。③對具有分級必要的條目形式，以「經常、時常、偶爾」評價，必要時形成具體量化次數。

(3) 計分方法

1) 醫師版調查量表：對需要細化及分度的條目，採用0～3分四段計分法，每個條目原始最低分是0分，最高分是3分。對細化超過3項的條目，0～2項者，分別給予0～2分；3項及以上者，給予3分；對需要分度的條目，依據1～3度，分別給予1～3分，不存在此條目者，給予0分；對

無須細化及分度的條目，採用 0 分或 2 分二段計分法。

2）家庭版調查量表：採用 0～3 分四段計分法，每個條目原始最低分是 0 分，最高分是 3 分。大多數條目為 3～0 分逆向計分，少數條目為 0～3 分正向計分；對無須分級的條目，採用 0 分或 2 分二段計分法。

(4) 氣虛體小兒的診斷標準

家庭版、醫師版調查量表所含與氣虛體相關內容條目 18 條，即毛髮不榮、面色萎黃、爪甲不榮、多汗、乏力、流涎、納少、易感冒、易咳嗽、偏食、嗜異現象、腹部不適感、大便不化、面色蒼白、面部花斑、地圖舌、膚燥或粗糙、大便量偏少，採用「程度、頻率、是否」這三種分級量化方法，將氣虛體小兒中的條目，進行分級量化並計分，將毛髮不榮、面色萎黃、爪甲不榮 3 條，按照程度無、輕度、中度、重度，分別給予 0 分、1 分、2 分、3 分；將多汗、乏力、流涎、納少、易感冒、易咳嗽、偏食、嗜異現象、腹部不適感、大便不化 10 條，按照頻率經常、時常、偶爾、無分別，給予 3 分、2 分、1 分、0 分；將面色蒼白、面部花斑、地圖舌、膚燥或粗糙、大便量偏少 5 條，按照是、否，分別給予 2 分、0 分；將氣虛體小兒總分設定為 49 分，將得分 ≥ 30%（14.7 分）的小兒判定為氣虛體小兒，具體條目及相應的評估數值，見表 2～表 4。

表 2 中條目「毛髮不榮、面色萎黃、爪甲不榮」的輕度、中度、重度劃分依據：①毛髮不榮。將毛髮不榮細化為髮結如穗、稀疏、發黃、纖細、斑禿（圓禿、鬼剃頭）、枕禿 6 項，此 6 項中含 1 項者，為輕度；含 2 項者，為中度；含 3 項及以上者，為重度。②面色萎黃。將面色萎黃，無光澤，眼袋增重（+）定為輕度；將面色萎黃，無光澤，眼袋增重（++）定為中度；將面色暗黃，無光澤，眼袋增重（+++）定為重度。③爪甲不榮。將爪甲不榮細化為指甲凹陷、白斑、豎紋 3 項，此 3 項中含 1 項者，為輕度；含 2 項者，為中度；含 3 項者，為重度。

表 2　依程度分級量化條目及評分標準

條目	0 分	1 分	2 分	3 分
毛髮不榮	無	輕度	中度	重度
面色萎黃	無	輕度	中度	重度
爪甲不榮	無	輕度	中度	重度

表 3　依頻率分級量化條目及評分標準

條目	3 分	2 分	1 分	0 分
多汗	經常	時常	偶爾	無
乏力	經常	時常	偶爾	無
流涎	經常	時常	偶爾	無
納少	經常	時常	偶爾	無
易感冒	經常	時常	偶爾	無

◇ 第三篇　小兒體質學的現代研究與實證探索

條目	3分	2分	1分	0分
易咳嗽	經常	時常	偶爾	無
偏食	經常	時常	偶爾	無
嗜異現象	經常	時常	偶爾	無
腹部不適感	經常	時常	偶爾	無
大便不化	經常	時常	偶爾	無

表4　依是、否分級量化條目及評分標準

條目	2分	0分
面色蒼白	是	否
面部花斑	是	否
地圖舌	是	否
膚燥或粗糙	是	否
大便量偏少	是	否

(5)小兒體質狀態辨識儀研發

與某醫療科技有限公司合作，將所有採集的家庭版、醫師版調查量表的資訊及對小兒頭髮、面、舌、手採集的影像資訊，上傳小兒體質狀態辨識儀，透過javaScript、jQuery、AngularJS、CSS技術啟動頁面，搭建模型、數據、數據業務邏輯三層架構，MVC方法實現整體軟體程式碼編譯，結合採集的家長和醫師問診資料、中醫硬體舌診資料，AngularJS技術將採集到的症狀傳入系統演算法，輸出小兒體質情況，並對小兒偏頗體質程度進行確定，量化分析並將結果

存入 MySQL 數據庫中，辨析小兒體質偏頗情況，同時透過採集的大量影像資訊，使小兒體質狀態辨識儀具備智慧化辨識功能，可給出 8 種常見小兒偏頗體質：氣虛體、陽虛體、痰溼體、積滯體、肝火體、熱盛體、高敏體、怯弱體。

（6）小兒藥浴療效觀察

對監測出的 3～6 歲氣虛體小兒進行藥浴干預：參照小兒藥浴技術操作規範，對參與藥浴小兒的家長，進行藥浴療法培訓及監護人依從性教育，並簽署知情同意書（知情同意書需經倫理委員會批准），發放藥浴包，囑託家長在家對孩子進行藥浴的注意事項，做好藥浴管理的監督及追蹤，及時與家長進行溝通。

1）藥浴處方（1 包藥浴包）：生黃耆 15g，炒白芍 15g，紫蘇葉 10g，青蒿 10g。藥材採購統一選用三九配方顆粒劑（原產藥換算成濃縮顆粒劑，相當於每袋 5g）。

2）劑量：體重 ≤ 17kg 用 1 包藥浴包，體重 > 17kg 用 2 包藥浴包。

3）藥物用法用量：體重 ≤ 17kg 用 200mL 開水將 1 包藥浴包沖溶後，倒於洗浴溫水盆中；體重 > 17kg 用 200mL 開水將 2 包藥浴包沖溶後，倒於洗浴溫水盆中。先將孩子雙足放入水中，待其適應後坐入盆中，繼續新增溫水，直至沒過

孩子肚臍以上（藥浴為亞健康狀態小兒調理體質所用，不以治療疾病為目的，旨在中醫治未病干預技術的家庭推廣）。

4）藥浴時間：每週3次，每次20分鐘，晚上睡前藥浴，療程12週，共36次。讓兒童進入浴盆進行全身藥浴，對不能浸泡入藥液的部分進行淋浴，3個月後，進行追蹤，用小兒體質狀態辨識儀監測氣虛體得分改善情況。

(7) 納入標準

小兒體質狀態辨識為氣虛體者；年齡3～6歲，男女均可；近1週無服藥史；無其他遺傳代謝性疾病；監護人知情同意，孩子自願接受。

(8) 排除標準

心血管、肝腎功能異常者；哮喘患者；有中藥過敏史者；皮膚有感染性病灶者；出血性疾病患者；智力、感覺異常者。

(9) 中止標準

小兒家長要求撤回知情同意書，不願意繼續接受調查者；調查過程中，小兒生病，影響判斷者；小兒家長雖未明確提出退出調查，但因某些原因不再進行研究者。

(10) 剔除標準

調查量表填寫少於1/3者；數據缺失等導致判斷有誤者。

(11)體質判定標準

偏頗體質狀態報告採用階梯式,依據評估數值由高到低判定。第一體質判定標準:數值占總分30%及以上,並獲得最高數值的體質,為第一體質。

兼夾性體質判定標準:①數值占總分30%及以上,前3個作為主要臨床參考。②數值占總分30%以下、大於20%,選比例最高的一個判定為該體質傾向。③數值占總分20%以下,直接判定為健康體。

(12)藥浴療效判定標準

採用二級評價方法,判定有效及無效。

評估數值減少≥20%視為有效,評估數值減少<20%視為無效。

(13)安全性評價標準

生命徵象檢查,體格檢查,皮膚過敏反應情況,不良事件發生率為主要安全性評價指標。

(14)統計分析

由承擔團隊委託第三方統計人員進行統計分析。採用SPSS22.0統計學軟體對數據進行統計學分析,$P<0.05$存在差異,有統計學意義。計量數據要先進行常態性檢定及變

異數同質性檢定，滿足常態性和變異數同質性時，組內比較採用成對樣本 t 檢定，不符合時採用非參數檢定。

3. 組織管理

(1) 建立多中心研究協調組

筆者為多中心試驗協調組總負責人，各合作團隊的主要研究者為各協調小組組長。協調組負責整個試驗的實施，研究解決試驗相關問題，各協調小組有問題應及時向總負責人匯報，開會討論，制定解決方案。

(2) 品質控制與品質保證

第一，召開小兒體質採集前動員會，填寫家庭版調查量表的家長，接受填寫前專業培訓；參加醫師版調查量表的醫師，有較高的專業知識和技能，並相對固定，同時對症狀的診斷程度誤差小。

第二，透過臨床試驗前培訓，讓研究人員對臨床試驗方案及其各項指標的具體內涵有充分理解和認知。對自覺症狀的描述應客觀，切勿對監護人誘導或提示；對所規定的客觀指標，應當按方案規定的時間和方法進行檢查。應注意觀察不良反應或未預料到的副作用，並追蹤觀察。病例報告表不能有空項，不能任意塗改。

第三，對顯著偏離或在可接受範圍以外的數據加以考

核，由研究者作必要的說明。

第四，對調理後的療效，至少應由兩名醫師共同評定，臨床病例報告填寫者應具有住院醫師及以上職稱。

第五，各臨床研究團隊應指定專人定期檢查臨床試驗進展，認真考核數據與紀錄。

第六，建小兒體質管理通訊群組，在群組內對家長進行監督、指導及氣虛體的健康管理。

(3) 保證受試者依從性的措施

第一，研究者應向孩子及法定監護人好好說明，告知孩子家長堅持按時按量接受的必要性和重要性。

第二，對療效較差的孩子，尤其要加強追蹤，必要時剔除。

第三，盡量選擇平素喜愛洗浴或不懼怕洗浴的孩子。

第四，確定孩子在研究階段無長時間外出的計畫。

第五，確定孩子在藥浴過程中有專人看管。

第六，父母幫孩子藥浴時，可以與孩子一起做遊戲，要與孩子面對面互動。

第七，盡量鼓勵孩子自己往身上淋藥液，孩子太小時，父母可以坐旁邊，耐心指導孩子。

第八，藥浴前後可以適當加一些撫觸動作。

◇第三篇　小兒體質學的現代研究與實證探索

　　第九，藥浴時，播放一些輕柔的音樂或孩子平時喜歡的卡通影片等，為孩子營造輕鬆愉快的氛圍。

　　第十，藥浴時給孩子一塊小毛巾，讓他在水裡擺弄，還可以放一些塑膠玩具在水裡。

　　(4)資料管理

　　第一，全部病例，無論是否完成或中止，均應按本方案規定填寫研究病歷。

　　第二，原始紀錄必須全部整齊黏貼在研究檔案上。

　　第三，數據庫的建立與數據鎖定，由統計學團隊負責按程序進行。

　　(5)倫理學原則

　　本試驗遵循〈赫爾辛基宣言〉和相關臨床試驗研究規範、法規進行。臨床試驗開始前，試驗方案需經相關倫理委員會審議同意，並簽署批准意見後，方能實施。在臨床試驗進行期間，試驗方案的任何修改，均應經倫理委員會批准後方能執行。

　　臨床研究者必須向受試者監護人說明參加臨床試驗是自願的，而且在試驗的任何階段，可以隨時退出試驗，並不會遭到歧視或報復，其醫療待遇與權益不受影響，仍可繼續得到其他治療方法。必須讓受試者監護人了解參加試驗及在試

驗中的個人數據均屬保密。還需告知受試者監護人臨床試驗的性質、試驗的目的、預期可能的受益及可能發生的風險和不便，告知受試者監護人可供選用的其他治療方法及符合〈赫爾辛基宣言〉規定的受試者的權利和義務等，讓受試者監護人充分了解臨床試驗，給予受試者監護人充分的時間，以便斟酌是否願意參加試驗，並簽署知情同意書。

(6) 資料保存

第一，研究工作中完成的原始數據應及時歸檔；歸檔數據由研究辦公室統一保存，由專人管理，其他人員未經同意，不得隨意進入，紙本數據保存處應做到五防：防火、防潮、防塵、防蟲、防盜。

第二，所有電子檔案均屬於保密數據，未經同意不得隨意複製與外傳。

第三，相關電子檔案存入專用隨身硬碟，歸入檔案室管理。不得在同一臺電腦備份資料。

第四，專用隨身硬碟的所有電子檔案，每 3 個月備份光碟一份，備份光碟標注內容目錄及日期，備份製作者簽名。

第五，專案結束後，所有電子檔案備份光碟一份，並註明內容目錄、備份日期，簽名，長期保存。

第六，所有工作中產生的電子檔案，只能在專用電腦上

讀取、修改，其他非相關人員不得查閱。

第七，禁止在具有網際網路功能的電腦上保存重要檔案。

(7) 時間安排

2019年1～3月，完成小兒體質狀態辨識前期的倫理、培訓等準備工作。

2019年4～5月，完成第一批小兒體質狀態辨識資訊採集工作。

2019年6～7月，根據流行病學調查資訊，對小兒體質狀態辨識儀進行研發，並篩選出500例3～6歲氣虛體小兒。

2019年8～10月，完成第一批3～6歲氣虛體小兒的家庭藥浴干預。

2019年11月至2020年1月，完成第一批氣虛體小兒藥浴的體質療效評價及第二批小兒體質狀態辨識資訊採集工作，根據第二次流行病學調查資訊，繼續對小兒體質狀態辨識儀進行研發，並篩選出500例3～6歲氣虛體小兒。

2020年2～6月，完成第二批3～6歲氣虛體小兒的家庭藥浴干預。

2020年7～10月，完成第二批氣虛體藥浴小兒的體質

療效評價及第三批小兒體質狀態辨識資訊採集。

2020年11月至2021年2月,完成小兒體質狀態辨識儀研發工作。

2021年3～7月,完成對本專案的成果整理、成果報告書寫等結尾工作。

4. 擬解決的重大科學問題或關鍵技術問題

第一,研發具有中醫健康體檢及危險因素早期監測功能的小兒體質狀態辨識儀。

第二,形成可重複、可推廣、規範氣虛體小兒的中醫服務模式。

五、3～6歲小兒體質狀態調查分析

目的：研究小兒不同體質差異。

方法：依據不同小兒的體質調查量表，採用計分方式判定小兒體質類型，並透過數據統計方法，分析不同小兒體質的差異性。

結果：本次3～6歲小兒分析的結論，如肝火體有過動徵；氣虛體、陽虛體、積滯體的重要特徵，都包含面色萎黃；怯弱體的重要特徵是受批評後易哭、易被驚嚇、膽子小。邏輯迴歸分析方法分析出積滯體小兒相對於非積滯體小兒，更加容易出現睡覺時翻來翻去、面部花斑、淋巴濾泡；肝火體相對於非肝火體，出現易急躁或發脾氣、咽紅、結膜充血；陽虛體相對於非陽虛體，容易出現頭髮纖細、頭髮乾枯的現象；熱盛體相對於非熱盛體，容易出現咽紅、舌色紅、咽充血的現象；怯弱體相對於非怯弱體，更容易出現易被驚嚇、膽子小的現象。

兒童是國家的未來，兒童的健康決定未來國民的健康水準。就目前兒童生活的社會大環境來看，受生活作息不合

理、非健康飲食、電子產品的過度使用等健康危險因素的影響，越來越多孩子出現易感冒、易積滯、過敏反應、頭髮乾枯、面色萎黃等，而這種介於健康與疾病之間的狀態，被稱為小兒亞健康狀態。從中醫角度分析，此類狀態多與小兒體質相關，及早對小兒的體質進行評估分析，適當干預調理，改善小兒亞健康狀態，降低向疾病發展的機率，也是開展小兒健康相關工作的重要前提。因此，筆者在 2019 年 5 月和 11 月、2020 年 10 月，先後 3 次、共對三地區 15,059 名 3～6 歲幼兒園小兒，進行了體質狀態辨識資訊採集工作。

1. 臨床數據

（1）研究對象

從三個地區人數最多的幼兒園中選取 3～6 歲的小兒進行調查，共計 15,059 名。

（2）納入標準

年齡 3～6 歲，男、女均可；近 1 週無服藥史；無其他遺傳代謝性疾病；監護人知情同意，孩子自願接受。

（3）排除標準

心血管、肝腎功能異常者；哮喘患者；有中藥過敏史者；皮膚有感染性病灶者；出血性疾病者；智力、感覺異常者。

(4) 中止標準

小兒家長要求撤回知情同意書，不願意繼續接受調查者；調查過程中，小兒生病，影響判斷者；小兒家長雖未明確提出退出調查，但因某些原因不再進行研究者。

(5) 剔除標準

調查量表填寫少於 1/3 者；數據缺失等導致判斷有誤者。

2. 研究方法

(1) 調查方法

參照中醫體質分類量表的設定進行量表設計，採用專業人員對醫師版調查量表內中醫望、問、聞、切四診的資訊進行採集，患兒的密切監護人對家庭版調查量表內中醫問診資訊進行填寫，形成兩部分內容相結合的體質狀態辨識調查問卷。

(2) 小兒體質分類

根據筆者組織前期初步的小兒體質狀態調查情況及長期調治小兒亞健康狀態的臨床經驗，將小兒體質分為健康體、氣虛體、陽虛體、痰溼體、積滯體、肝火體、熱盛體、高敏體、怯弱體 9 種，並擬定其判定標準。

(3) 小兒亞健康體質調查問卷

1) 醫師版調查量表的設計：①小兒的基本資料。②條目的設計。將必須由專業人員進行判定的條目，歸於醫師版調

五、3～6歲小兒體質狀態調查分析

查量表,主要包括頭髮、面部、眼部、口、咽喉、扁桃體、舌、胸廓、腹部以及手等。③記錄採錄人和錄入人的相關情況以及具體日期。

2)家庭版調查量表的設計:①將「乏力、多汗、偏食、嗜異現象」等條目形成具體問題形式。②將「易急躁或發脾氣、受批評後易哭、多靜少動」等條目形成陳述形式。③對具有分級必要的條目形式,以「經常、時常、偶爾」評價,必要時形成具體量化次數。

(4)計分方法

1)醫師版調查量表:對需要細化及分度的條目,採用0～3分四段計分法,每個條目原始最低分是0分,最高分是3分。對細化超過3項的條目,0～2項者,分別給予0～2分;3項及以上者,給予3分;對需要分度的條目,依據1～3度,分別給予1～3分,不存在此條目者,給予0分;對無須細化及分度的條目,採用0分或2分二段計分法。

2)家庭版調查量表:採用0～3分四段計分法,每個條目原始最低分是0分,最高分是3分。大多數條目為3～0分逆向計分,少數條目為0～3分正向計分;對無須分級的條目,採用0分或2分二段計分法。

(5)調查品質控制方法

1)醫師版及家庭版調查量表填寫培訓：醫師版調查量表填寫，由筆者對表中所有項目進行講解，並擬定各項症狀的統一評判標準，其團隊成員集中學習，學習結束後，進行一致性考核，確保所填寫醫師版調查量表的準確性與統一性。家庭版調查量表填寫前，由幼兒園負責人組織兒童監護人，筆者向其講授小兒亞健康狀態的臨床表現，及其對兒童成長的不良影響，引起家長對此次調查的高度認可及關注，並向家長講解家庭版調查量表的內容及填寫注意事項，保證家庭版調查量表的高品質填寫，並發放知情同意書，由家長簽署後上交。

2)中醫體檢的操作規範：①環境。在室內自然光線下，常溫。②體位。坐位或站立位。③條件。體檢前 20 分鐘至體檢時，小兒應保持安靜，體檢前 30 分鐘內不進食、不喝水，不用冷水洗手。④觀面色時，依據面色萎黃的輕、中、重度，分別標注為 +、++、+++。⑤觀舌時，舌體自然伸出口腔 2/3，察舌色、舌苔。⑥觀頭髮時，應詢問兒童是否染髮、捲髮。⑦察手心時，應用檢查者手心對被檢查者手心。

(6)統計學處理

將全部採集調查問卷得分錄入 Excel 表格，計量數據採用迴歸性分析。SPSS22.0 統計學軟體對數據進行統計分析，$P < 0.05$ 存在差異，有統計學意義。

(7)特異度研究方法

TF-IDF（Term Frequency–Inverse Document Frequency，詞頻‧逆文件頻率）是一種用於資訊檢索與文字挖掘的常用加權技術。TF-IDF 是一種統計方法，用以評估一字詞對一個文件集或一個語料庫中的其中一份文件的重要程度。字詞的重要性，隨著它在文件中出現的次數成正比增加，但同時會隨著它在語料庫中出現的頻率成反比而下降。

TF-IDF 用在小兒不同體質症狀上的主要理論基礎及思想：如果某個症狀在同一種體質中出現的頻率 TF 高，且在其他體質中很少出現，則認為此症狀為該體質的特異性症狀，該症狀對該體質的重要程度，比其他症狀的重要程度高。

(8)邏輯迴歸（Logistic 迴歸分析）

選用數據分析的 Logistic 迴歸分析變數之間的關係，Logistic 迴歸（Logistic Regression）又稱 Logit 模型（Logit model，也譯為「評定模型」或「分類評定模型」），最早是由德國數學家、生物學家 P. E. Verhust 於 1837 年研究人口發展特徵時，建立起來的離散型機率模型。人們常把出現某種結果的機率與不出現的機率之比稱為比值（odds），即 odds=P/（1-P），取其對數 ln（odds），這就是 Logit 變換。其中 P 的取值範圍是 [0，1]，logit（P）的取值範圍是以 0 為

對稱點的整個實數區間，這使得在任何自變數取值下，對 P 值的預測均有實際意義。大量實踐證明，logit（P）往往和自變數呈線性關係，換言之，機率和自變數間的關係的 S 形曲線，往往就符合 Logit 函數關係，從而可以透過該變換，將曲線直線化。因此只需要以 logit（P）為應變數，建立包含 P 個自變數的 Logistic 迴歸模型如下：

Logit（P）=β0β1x1+⋯+βPχP

比值 odds=P/（1-P），兩個比值之比稱為優勢率或優勢比（Odds Ratio，OR）。當兩個 OR 進行比較時，會發現其大小比較結果和對應的 P 的比較結果一致，例如當 P1＞P2 時，則會有 odds1=P1/（1-P1）＞P2/（1-P2）=odds2。

Logistic 迴歸中的係數和 OR 有直接的變換關係，使 Logistic 迴歸係數有了更加貼近實際的解釋，從而也使該模型得到廣泛的應用。各自變數的迴歸係數：βi（i=1，⋯，P）表示自變數 xi 每改變一個單位，優勢比的自然對數值應變數，而 EXP（βi）即 OR 值，表示自變數 χi 每變化一個單位，陽性結果出現機率與不出現機率的比值，是變化前的相應比值的倍數，即優勢比。

非條件 Logistic 迴歸可分為二分類 Logistic 迴歸，無序多分類 Logistic 迴歸，有序多分類 Logistic 迴歸。根據醫師

版調查量表和家庭版調查量表數據建立模型，適用的是二分類 Logistic 迴歸。

3. 調查結果

(1) 調查基本情況

本研究對三個城市，共 15,059 名小兒進行體質狀態辨識專案醫師版、家庭版調查量表的問卷調查，其中有 4 名小兒資料缺失，合格問卷共計 15,055 份。甲市 84.50%，乙市 8.21%，丙市 7.29%。

(2) 小兒亞健康體質分布情況（表 5）

表 5　三個城市被調查 15,055 名合格問卷小兒體質分布

體質	人數	比例
陽虛體	3,416	22.69%
氣虛體	2,671	17.74%
積滯體	2,776	18.44%
健康體	2,049	13.61%
痰溼體	1,194	7.93%
肝火體	1,603	10.65%
熱盛體	366	2.43%
怯弱體	132	0.88%
高敏體	848	5.63%
共計	15,055	100%

◇第三篇 小兒體質學的現代研究與實證探索

(3) 三個城市體質分析

根據表6～表8，可看出甲市排名前三的體質為陽虛體、積滯體、氣虛體；乙市排名前三的體質為陽虛體、積滯體、健康體；丙市排名前三的體質為陽虛體、氣虛體、積滯體。

表6 甲市體質分布

	陽虛體	積滯體	氣虛體	健康體	肝火體	痰溼體	高敏體	熱盛體	怯弱體	共計
人數	2,794	2,293	2,229	1,649	1,493	1,001	844	334	85	12,722
比例	21.96%	18.02%	17.52%	12.96%	11.74%	7.87%	6.63%	2.63%	0.67%	100%

表7 乙市體質分布

	陽虛體	積滯體	健康體	氣虛體	痰溼體	肝火體	怯弱體	熱盛體	高敏體	共計
人數	331	280	221	167	110	76	26	21	4	1,236
比例	26.78%	22.65%	17.88%	13.51%	8.90%	6.15%	2.10%	1.70%	0.32%	100%

五、3～6歲小兒體質狀態調查分析

表 8　丙市體質分布

	陽虛體	氣虛體	積滯體	健康體	痰溼體	肝火體	怯弱體	熱盛體	高敏體	共計
人數	291	275	203	179	83	34	21	11	0	1,097
比例	26.53%	25.07%	18.51%	16.32%	7.57%	3.10%	1.91%	1.00%	0	100%

199

◇ 第三篇　小兒體質學的現代研究與實證探索

(4) 兼夾性體質分析

兼夾性體質判定標準：①評估數值占總分30%及以上，保留前3個。僅1～3個≥30%，就直接判定為兼夾性體質，體質排序以比例高低排序，由高至低。②數值占總分30%以下，且≥20%，選比例最高的一個判定為該體質傾向。③數值占總分20%以下，直接判定為健康體。

因兼夾性體質組合較多，我們挑選數目>100（人）的兼夾性體質進行統計，並得出排名前5的兼夾性體質（圖4）：①陽虛體、氣虛體、積滯體。②氣虛體、陽虛體、積滯體。③陽虛體、積滯體、氣虛體。④氣虛體、積滯體、陽虛體。⑤陽虛體、氣虛體、痰溼體。

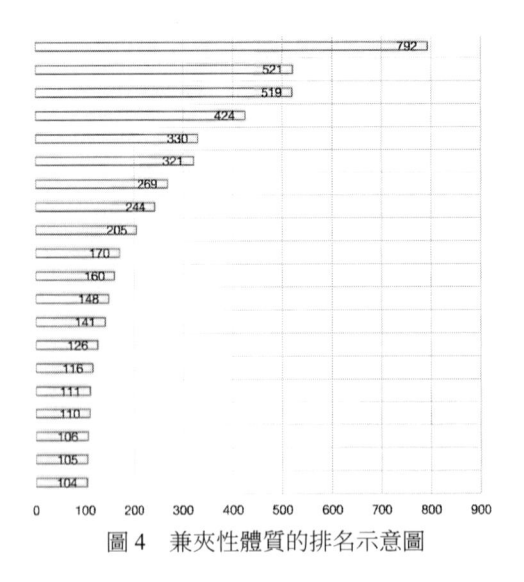

圖4　兼夾性體質的排名示意圖

五、3～6歲小兒體質狀態調查分析

　　(5)不同地域的兼夾性體質分析調查中，三市的兼夾性體質分布情況（表9～表11），因兼夾性體質較多，挑選排名前12的兼夾性體質進行分析，可得出：①甲市兒童多「陽虛體、氣虛體、積滯體」、「氣虛體、陽虛體、積滯體」兼夾性體質，而「陽虛體、積滯體、痰溼體」、「痰溼體、陽虛體、積滯體」較少。②乙市兒童多「陽虛體、積滯體、氣虛體」、「陽虛體、氣虛體、積滯體」兼夾性體質，而「陽虛體、痰溼體、氣虛體」、「氣虛體、陽虛體、痰溼體」較少。③丙市兒童多「陽虛體、氣虛體、積滯體」、「陽虛體、積滯體、氣虛體」兼夾性體質，而「氣虛體、陽虛體、痰溼體」、「痰溼體、陽虛體、積滯體」較少。

表9　甲市兼夾性體質的分布

體質	陽虛體 氣虛體 積滯體	氣虛體 陽虛體 積滯體	陽虛體 積滯體 氣虛體	氣虛體 積滯體 陽虛體	陽虛體 氣虛體 痰溼體	積滯體 氣虛體 陽虛體
比例	20.00%	13.00%	13.00%	11.00%	9.00%	8.00%
體質	積滯體 陽虛體 氣虛體	陽虛體 痰溼體 氣虛體	健康體	氣虛體 陽虛體 痰溼體	陽虛體 積滯體 痰溼體	痰溼體 陽虛體 積滯體
比例	6.00%	6.00%	5.00%	4.00%	3.00%	2.00%

201

◇ 第三篇　小兒體質學的現代研究與實證探索

表 10　乙市兼夾性體質的分布

體質	陽虛體 氣虛體 積滯體	氣虛體 陽虛體 積滯體	陽虛體 積滯體 氣虛體	氣虛體 積滯體 陽虛體	陽虛體 氣虛體 痰溼體	積滯體 氣虛體 陽虛體
比例	14.00%	12.00%	16.00%	8.00%	6.00%	8.00%
體質	積滯體 陽虛體 氣虛體	陽虛體 痰溼體 氣虛體	健康體	氣虛體 陽虛體 痰溼體	陽虛體 積滯體 痰溼體	痰溼體 陽虛體 積滯體
比例	11.00%	4.00%	6.00%	2.00%	8.00%	5.00%

表 11　丙市兼夾性體質的分布

體質	陽虛體 氣虛體 積滯體	氣虛體 陽虛體 積滯體	陽虛體 積滯體 氣虛體	氣虛體 積滯體 陽虛體	陽虛體 氣虛體 痰溼體	積滯體 氣虛體 陽虛體
比例	18.00%	10.00%	13.00%	10.00%	7.00%	8.00%
體質	積滯體 陽虛體 氣虛體	陽虛體 痰溼體 氣虛體	健康體	氣虛體 陽虛體 痰溼體	陽虛體 積滯體 痰溼體	痰溼體 陽虛體 積滯體
比例	6.00%	6.00%	9.00%	4.00%	6.00%	3.00%

4. 分析結果

(1)體質特異性分析

正如特異性研究方法中的部分描述，我們採用 TF-IDF 及頻次統計方法，分析不同體質兒童的差異性。如果某個症狀在同一種體質中出現的 TF-IDF 高，並且在其他體質中很少出現，則認為此症狀為該體質的特異性症狀，且此症狀對該體質的重要程度比其他症狀高。

以下分析中，我們選取排名前 20 的症狀進行展示及分析（表中某些症狀依輕重程度表示為「+」、「++」、「+++」）。

1)氣虛體：表 12 和表 13 給出了氣虛體小兒不同症狀的頻次及 TF-IDF 統計，從表中可以看出，氣虛體相對其他體質的重要特徵為面色萎黃、眼袋增重、扁桃體腫大等。

表12　氣虛體小兒不同症狀頻次統計

體質	部位	症狀	頻次	部位	症狀	頻次
氣虛體	面部	面色萎黃（++）	1,787	其他	受批評後易哭	1,010
	眼部	眼袋增重（++）	1,767	頭髮	纖細	999
	咽喉	扁桃體腫大（++）	1,714	手	手心萎黃	997
	手	指甲扁平	1,261	其他	順產	993
	手	指甲豎紋	1,225	手	倒刺	969
	舌	色紅	1,105	口	唇乾	954

◇ 第三篇　小兒體質學的現代研究與實證探索

體質	部位	症狀	頻次	部位	症狀	頻次
氣虛體	面部	青筋	1,040	面部	花斑	950
	腹部	腹脹（+）	1,024	咽喉	咽紅	926
	頭髮	發黃	1,020	其他	易哭鬧	917
	其他	易急躁或發脾氣	1,014	其他	多汗	892

表 13　氣虛體小兒不同症狀特異性分析（TF-IDF）

體質	部位	症狀	TF-IDF	部位	症狀	TF-IDF
氣虛體	面部	面色萎黃（++）	0.105	其他	受批評易哭	0.059
	眼部	眼袋增重（++）	0.104	頭髮	纖細	0.059
	咽喉	扁桃體腫大（++）	0.101	手	手心萎黃	0.059
	手	指甲扁平	0.074	手	倒刺	0.057
	手	指甲豎紋	0.072	口	唇乾	0.056
	舌	色紅	0.065	面部	花斑	0.056
	面部	青筋	0.061	咽喉	咽紅	0.054
	腹部	腹脹（+）	0.060	其他	易哭鬧	0.054
	頭髮	發黃	0.060	其他	多汗	0.052
	其他	易急躁或發脾氣	0.060	手	指甲白斑	0.052

2）高敏體：表 14 和表 15 給出了高敏體小兒不同症狀的頻次及 TF-IDF 統計，從表中可以看出，高敏體相對其他體質的重要特徵有皮膚過敏反應（蚊蟲叮咬反應強烈）等。

表14　高敏體小兒不同症狀頻次統計

體質	部位	症狀	頻次	部位	症狀	頻次
高敏體	皮膚	過敏反應	11	咽喉	扁桃體腫大（++）	6
	其他	順產	11	腹部	腹脹（+++）	6
	其他	易急躁或發脾氣	9	手	倒刺	6
	面部	面色萎黃（+）	8	其他	過動徵	6
	眼部	眼袋增重（+）	8	其他	反覆溼疹	6
	其他	易哭鬧	8	其他	咳嗽，每2～3月1次	6
	皮膚	抓痕	8	其他	大便量偏少	6
	其他	嘔吐或乾嘔	8	頭髮	發黃	5
	手	指甲豎紋	7	咽喉	扁桃體腫大（+++）	5
	手	指甲白斑	7	咽喉	咽紅	5

表 15　高敏體小兒不同症狀特異性分析（TF-IDF）

體質	部位	症狀	TF-IDF	部位	症狀	TF-IDF
高敏體	皮膚	過敏反應	0.118	腹部	腹脹（+++）	0.064
	其他	易急躁或發脾氣	0.097	手	倒刺	0.064
	面部	面色萎黃（+）	0.086	其他	過動徵	0.064
	眼部	眼袋增重（+）	0.086	皮膚	反覆溼疹	0.064
	其他	易哭鬧	0.086	其他	咳嗽，每2～3月1次	0.064
	皮膚	抓痕	0.086	其他	大便量偏少	0.064
	其他	嘔吐或乾嘔	0.086	頭髮	發黃	0.054
	手	指甲豎紋	0.075	咽喉	扁桃體腫大（+++）	0.054
	手	指甲白斑	0.075	咽喉	咽紅	0.054
	咽喉	扁桃體腫大（++）	0.064	舌	色紅	0.054

3）陽虛體：表 16 和表 17 給出了陽虛體小兒不同症狀的頻次及 TF-IDF 統計，從表中可以看出，陽虛體相對其他體質的重要特徵為面色萎黃等。

表 16　陽虛體小兒不同症狀頻次統計

體質	部位	症狀	頻次	部位	症狀	頻次
陽虛體	面部	面色萎黃（++）	2,137	頭髮	發黃	1,312
	眼部	眼袋增重（++）	1,957	腹部	腹脹（+）	1,306
	咽喉	扁桃體腫大（++）	1,852	手	倒刺	1,293
	手	指甲豎紋	1,718	頭髮	纖細	1,291
	手	指甲扁平	1,664	面部	青筋	1,200
	其他	易急躁或發脾氣	1,439	手	手心萎黃	1,168
	咽喉	咽紅	1,438	咽喉	淋巴濾泡	1,136
	其他	受批評後易哭	1,401	其他	多汗	1,122
	其他	易哭鬧	1,387	其他	嘔吐或乾嘔	1,098
	舌	色紅	1,348	手	指甲白斑	1,097

表 17　陽虛體小兒不同症狀特異性分析（TF-IDF）

體質	部位	症狀	TF-IDF	部位	症狀	TF-IDF
陽虛體	面部	面色萎黃（++）	0.098	頭髮	發黃	0.060
	眼部	眼袋增重（++）	0.089	腹部	腹脹（+）	0.060
	咽喉	扁桃體腫大（++）	0.085	手	倒刺	0.059
	手	指甲豎紋	0.079	頭髮	纖細	0.059
	手	指甲扁平	0.076	面部	青筋	0.055

◇ 第三篇 小兒體質學的現代研究與實證探索

體質	部位	症狀	TF-IDF	部位	症狀	TF-IDF
陽虛體	其他	易急躁或發脾氣	0.066	胸廓	肋外翻	0.054
	咽喉	咽紅	0.066	手	手心萎黃	0.053
	其他	受批評後易哭	0.064	咽喉	淋巴濾泡	0.052
	其他	易哭鬧	0.063	其他	多汗	0.051
	舌	色紅	0.062	其他	嘔吐或乾嘔	0.050

4) 肝火體：表 18 和表 19 給出了肝火體小兒不同症狀的頻次及 TF-IDF 統計，從表中可以看出，肝火體相對其他體質的重要特徵為易急躁或發脾氣、過動徵等。

表 18 肝火體小兒不同症狀頻次統計

體質	部位	症狀	頻次	部位	症狀	頻次
肝火體	其他	易急躁或發脾氣	323	咽喉	扁桃體腫大（+++）	158
	其他	過動徵	263	咽喉	咽充血	151
	面部	面色萎黃（++）	216	其他	順產	145
	咽喉	咽紅	199	手足	手足涼	143
	其他	易哭鬧	184	手	倒刺	140
	手	指甲扁平	182	舌	色紅	138
	咽喉	淋巴濾泡	180	其他	受批評後易哭	137
	眼部	眼袋增重（+++）	179	眼部	眼瞼紅	134
	手指甲	指甲豎紋	175	眼部	瞼腺炎	134
	眼部	結膜充血	170	其他	多汗	133

表 19 肝火體小兒不同症狀特異性分析（TF-IDF）

體質	部位	症狀	TF-IDF	部位	症狀	TF-IDF
肝火體	其他	易急躁或發脾氣	0.134	咽喉	咽充血	0.069
	其他	過動徵	0.109	咽喉	扁桃體腫大（+++）	0.066
	面部	面色萎黃（++）	0.090	眼部	瞼腺炎	0.061
	咽喉	咽紅	0.083	手足	手足涼	0.059
	眼部	結膜充血	0.078	手	倒刺	0.058
	其他	易哭鬧	0.076	舌	色紅	0.057
	手	指甲扁平	0.075	其他	受批評後易哭	0.057
	咽喉	淋巴濾泡	0.075	眼部	眼瞼紅	0.056
	眼部	眼袋增重（+++）	0.074	其他	多汗	0.055
	手	指甲豎紋	0.073	咽喉	扁桃體腫大（++）	0.053

5）痰溼體：表 20 和表 21 給出了痰溼體小兒不同症狀的頻次及 TF-IDF 統計，從表中可以看出，痰溼體相對其他體質的重要特徵是髮結如穗、稀疏、發黃、纖細、乾枯、斑禿、發白，面色萎黃等。

表 20　痰溼體小兒不同症狀頻次統計

體質	部位	症狀	頻次	部位	症狀	頻次
痰溼體	眼部	眼袋增重（++）	705	面部	青筋	373
	咽喉	扁桃體腫大（++）	685	手	倒刺	372
	面部	面色萎黃（++）	669	手	手心萎黃	365
	舌	色紅	557	其他	多汗	364
	手	指甲豎紋	482	其他	易哭鬧	358
	手	指甲扁平	472	口	脣乾	351
	其他	受批評後易哭	441	手	手心熱	351
	舌	舌苔白厚膩（+）	432	手	手心潮	335
	其他	易急躁或發脾氣	390	手	指甲白斑	334
	腹部	腹脹（+）	388	其他	咳嗽，每 2～3 月 1 次	334

表 21　痰溼體小兒不同症狀特異性分析（TF-IDF）

體質	部位	症狀	TF-IDF	部位	症狀	TF-IDF
痰溼體	頭髮	髮結如穗	0.109	面部	面色蒼白	0.086
	頭髮	稀疏	0.109	面部	花斑	0.086
	頭髮	發黃	0.109	面部	青筋	0.074
	頭髮	纖細	0.106	眼部	眼袋增重（+）	0.074
	頭髮	斑禿	0.106	眼部	眼袋增重（++）	0.074
	頭髮	乾枯	0.106	眼部	眼袋增重（+++）	0.073
	頭髮	發白	0.103	眼部	眼瞼紅	0.073
	面部	面色萎黃（+）	0.103	眼部	瞼腺炎	0.073
	面部	面色萎黃（++）	0.103	眼部	結膜充血	0.068
	面部	面色萎黃（+++）	0.086	口	唇紅	0.068

◇第三篇 小兒體質學的現代研究與實證探索

6)熱盛體：表 22 和表 23 給出了熱盛體小兒不同症狀的頻次及 TF-IDF 統計，從表中可以看出，熱盛體相對其他體質的重要特徵為面色萎黃、咽紅、指甲豎紋等。

表 22 熱盛體小兒不同症狀頻次統計

體質	部位	症狀	頻次	部位	症狀	頻次
熱盛體	面部	面色萎黃（++）	174	手	倒刺	103
	咽喉	咽紅	147	咽喉	咽充血	102
	手	指甲豎紋	136	眼部	眼袋增重（+++）	101
	眼部	眼袋增重（++）	130	手足	手足涼	96
	咽喉	扁桃體腫大（++）	123	眼部	結膜充血	93
	手	指甲扁平	116	其他	受批評後易哭	93
	咽喉	扁桃體腫大（+++）	111	腹部	腹脹（+）	92
	舌	色紅	109	口	脣乾	88
	面部	青筋	108	其他	多汗	88
	咽喉	淋巴濾泡	105	手	手心萎黃	86

表 23 熱盛體小兒不同症狀特異性分析（TF-IDF）

體質	部位	症狀	TF-IDF	部位	症狀	TF-IDF
熱盛體	面部	面色萎黃（++）	0.106	咽喉	淋巴濾泡	0.064
	咽喉	咽紅	0.089	手	倒刺	0.063
	手	指甲豎紋	0.083	眼部	結膜充血	0.062

體質	部位	症狀	TF-IDF	部位	症狀	TF-IDF
熱盛體	眼部	眼袋增重（++）	0.079	眼部	眼袋增重（+++）	0.061
	咽喉	扁桃體腫大（++）	0.075	手足	手足涼	0.058
	手	指甲扁平	0.070	其他	受批評後易哭	0.057
	咽喉	咽充血	0.069	腹部	腹脹（+）	0.056
	咽喉	扁桃體腫大（+++）	0.067	口	唇乾	0.053
	舌	色紅	0.066	其他	多汗	0.053
	面部	青筋	0.066	手	手心萎黃	0.052

7）怯弱體：表 24 和表 25 給出了怯弱體小兒不同症狀的頻次及 TF-IDF 統計，從表中可以看出，怯弱體相對其他體質的重要特徵為受到批評後易哭，易被驚嚇、膽子小等。

表 24　怯弱體小兒不同症狀頻次統計

體質	部位	症狀	頻次	部位	症狀	頻次
怯弱體	其他	受批評後易哭	88	其他	內向（不愛說話）	51
	其他	易被驚嚇、膽子小	83	舌	色紅	48
	眼部	眼袋增重（++）	60	頭髮	纖細	46
	手	指甲豎紋	60	面部	青筋	45

◇ 第三篇 小兒體質學的現代研究與實證探索

體質	部位	症狀	頻次	部位	症狀	頻次
怯弱體	面部	面色萎黃（++）	58	咽喉	淋巴濾泡	45
	手	指甲扁平	58	腹部	腹脹（+）	43
	咽喉	咽紅	56	手	手心萎黃	43
	咽喉	扁桃體腫大（++）	55	咽喉	扁桃體腫大（+++）	40
	其他	高熱驚厥	55	其他	易急躁或發脾氣	40
	其他	易哭鬧	52	其他	感冒，每2～3月1次	40

表25 怯弱體小兒不同症狀特異性分析（TF-IDF）

體質	部位	症狀	TF-IDF	部位	症狀	TF-IDF
怯弱體	其他	受批評後易哭	0.117	其他	內向（不愛說話）	0.068
	其他	易被驚嚇、膽子小	0.110	舌	色紅	0.064
	眼部	眼袋增重（++）	0.080	頭髮	纖細	0.061
	手	指甲豎紋	0.080	面部	青筋	0.060
	面部	面色萎黃（++）	0.077	咽喉	淋巴濾泡	0.060
	手	指甲扁平	0.077	腹部	腹脹（+）	0.057
	咽喉	咽紅	0.075	手	手心萎黃	0.057
	咽喉	扁桃體腫大（++）	0.073	咽喉	扁桃體腫大（+++）	0.053

體質	部位	症狀	TF-IDF	部位	症狀	TF-IDF
怯弱體	其他	高熱驚厥	0.073	其他	易急躁或發脾氣	0.053
	其他	易哭鬧	0.069	其他	感冒，每2～3月1次	0.053

8）積滯體：表26和表27給出了積滯體小兒不同症狀的頻次及TF-IDF統計，從表中可以看出，積滯體相對其他體質的重要特徵為面色萎黃等。

表26　積滯體小兒不同症狀頻次統計

體質	部位	症狀	頻次	部位	症狀	頻次
積滯體	面部	面色萎黃（++）	1,457	面部	青筋	867
	咽喉	扁桃體腫大（++）	1,333	手	倒刺	859
	眼部	眼袋增重（++）	1,303	其他	易急躁或發脾氣	841
	手	指甲豎紋	1,150	手	手心萎黃	834
	手	指甲扁平	1,133	其他	易哭鬧	815
	舌	色紅	1,016	口	唇乾	811
	咽喉	咽紅	910	舌	舌苔白厚膩（+）	798
	腹部	腹脹（+）	905	手	手心熱	794
	其他	受批評後易哭	884	眼部	眼袋增重（+++）	786
	咽喉	淋巴濾泡	877	手	指甲白斑	746

◇ 第三篇 小兒體質學的現代研究與實證探索

表 27 積滯體小兒不同症狀特異性分析（TF-IDF）

體質	部位	症狀	TF-IDF	部位	症狀	TF-IDF
積滯體	面部	面色萎黃（++）	0.100	面部	青筋	0.060
	咽喉	扁桃體腫大（++）	0.092	手	倒刺	0.059
	眼部	眼袋增重（++）	0.090	其他	易急躁或發脾氣	0.058
	手	指甲豎紋	0.079	手	手心萎黃	0.057
	手	指甲扁平	0.078	其他	易哭鬧	0.056
	舌	色紅	0.070	口	唇乾	0.056
	咽喉	咽紅	0.063	舌	舌苔白厚膩（+）	0.055
	腹部	腹脹（+）	0.062	手	手心熱	0.055
	其他	受批評後易哭	0.061	眼部	眼袋增重（+++）	0.054
	咽喉	淋巴濾泡	0.060	胸廓	肋外翻	0.054

(2) 不同體質的症狀迴歸分析

實驗 1 醫師版調查量表

醫師版調查量表採集小兒的症狀（表28）：頭髮稀疏，頭髮發黃，頭髮纖細，斑禿，頭髮乾枯，頭髮發白，面色萎黃，面色蒼白，面部花斑，面部青筋，眼袋增重，眼瞼紅，瞼腺炎，結膜充血，唇紅，唇乾，唇乾裂，齲齒，齒乾枯，扁桃體腫大，淋巴濾泡，咽紅，咽充血，舌色紅，舌色紫，舌胖，舌瘦，齒痕，裂紋，點刺，地圖舌，舌苔白厚膩，肋

216

外翻，漏斗胸（胸凹陷），雞胸，串珠（軟骨病、佝僂病），手心潮紅等。其中，氣虛體不滿足邏輯迴歸分析條件。

表 28　變數賦值表（基線表部分數據）

變數	賦值
頭髮稀疏	是 =1，否 =0
頭髮發黃	是 =1，否 =0
頭髮纖細	是 =1，否 =0
斑禿	是 =1，否 =0
頭髮乾枯	是 =1，否 =0
頭髮發白	是 =1，否 =0
面色萎黃	無 =0，面色萎黃（+）=1，面色萎黃（++）=2，面色萎黃（+++）=3
面色蒼白	是 =1，否 =0
面部花斑	是 =1，否 =0
面部青筋	是 =1，否 =0
眼袋增重	無 =0，眼袋增重（+）=1，眼袋增重（++）=2，眼袋增重（+++）=3
眼瞼紅	是 =1，否 =0
瞼腺炎	是 =1，否 =0
結膜充血	是 =1，否 =0
脣紅	是 =1，否 =0
脣乾	是 =1，否 =0
脣乾裂	是 =1，否 =0
齲齒	是 =1，否 =0
齒乾枯	是 =1，否 =0

◇第三篇 小兒體質學的現代研究與實證探索

變數	賦值
扁桃體腫大	無 =0，腫大（+）=1，腫大（++）=2，腫大（+++）=3
淋巴濾泡	是 =1，否 =0
咽紅	是 =1，否 =0
咽充血	是 =1，否 =0
舌色紅	是 =1，否 =0
舌色紫	是 =1，否 =0
舌胖	是 =1，否 =0
舌瘦	是 =1，否 =0
齒痕	是 =1，否 =0

醫師版分析數據時，一共有 60 多個變數賦值，表 28 中列出一部分賦值情況。

1）醫師版對陽虛體整體狀況相關數據迴歸分析：結果如表 29。從表中我們可以看出，均為二分類變數。頭髮出現髮結如穗，對陽虛體小兒的影響，是非陽虛體小兒的 1.217 倍；頭髮稀疏對陽虛體小兒的影響，是非陽虛體小兒的 1.216 倍；頭髮發黃對陽虛體小兒的影響，是非陽虛體兒童的 1.133 倍。

其他結論可參見表 29 的 EXP（β）進行相應分析。

表 29　方程式中的變數

變數	β	標準誤差	瓦爾德	自由度	顯著性	EXP(β)	EXP(β)的95%信賴區間 下限	EXP(β)的95%信賴區間 上限
髮結如穗	0.197	0.059	11.249	1	0.001	1.217	1.085	1.365
頭髮稀疏	0.195	0.057	11.859	1	0.001	1.216	1.088	1.358
頭髮發黃	0.125	0.048	6.771	1	0.009	1.133	1.031	1.244
頭髮纖細	0.097	0.048	4.177	1	0.041	1.102	1.004	1.210
面色蒼白	-0.465	0.164	7.992	1	0.005	0.628	0.455	0.867
面部花斑	-0.385	0.053	53.530	1	0.000	0.680	0.614	0.754

◇ 第三篇 小兒體質學的現代研究與實證探索

變數	β	標準誤差	瓦爾德	自由度	顯著性	EXP(β)	EXP(β)的95%信賴區間 下限	上限
眼瞼紅	0.202	0.070	8.324	1	0.004	1.223	1.067	1.403
瞼腺炎	0.291	0.081	12.842	1	0.000	1.338	1.141	1.570
結膜充血	-0.310	0.088	12.394	1	0.000	0.733	0.617	0.872
咽紅	0.140	0.052	7.363	1	0.007	1.151	1.040	1.273
舌色紅	-0.112	0.049	5.251	1	0.022	0.894	0.812	0.984
地圖舌	-0.518	0.142	13.262	1	0.000	0.595	0.450	0.787
舌苔白厚膩	-0.062	0.026	5.817	1	0.016	0.940	0.894	0.988
肋外翻	0.163	0.049	11.075	1	0.001	1.177	1.069	1.296

變數	β	標準誤差	瓦爾德	自由度	顯著性	EXP(β)	EXP(β)的95%信賴區間 下限	EXP(β)的95%信賴區間 上限
雞胸	0.252	0.087	8.362	1	0.004	1.287	1.085	1.527
手心潮紅	0.104	0.046	5.089	1	0.024	1.110	1.014	1.215
常量	-0.969	0.055	306.009	1	0.000	0.379		

◇ 第三篇 小兒體質學的現代研究與實證探索

2) 醫師版對積滯體整體狀況相關數據迴歸分析：結果如表 30。從表中我們可以看出，除眼袋增重為多分類變數，其餘為二分類變數。面部出現花斑對積滯體小兒的影響，是非積滯體小兒的 1.251 倍；出現肋外翻對積滯體小兒的影響，是非積滯體小兒的 1.292 倍；出現淋巴濾泡對積滯體小兒的影響，是非積滯體小兒的 1.228 倍。

其他結論可參見表 30 的 EXP（β）進行相應分析。

表 30　方程式中的變數

變數	β	標準誤差	瓦爾德	自由度	顯著性	EXP（β）	EXP（β）的 95% 信賴區間 下限	上限
髮結如穗	-0.288	0.072	15.840	1	0.000	0.750	0.651	0.864
頭髮稀疏	-0.221	0.070	9.905	1	0.002	0.802	0.699	0.920
頭髮發黃	-0.158	0.056	8.049	1	0.005	0.854	0.765	0.952
頭髮纖細	-0.175	0.055	9.953	1	0.002	0.840	0.753	0.936
頭髮乾枯	-0.463	0.070	43.625	1	0.000	0.629	0.549	0.722
面部花斑	0.224	0.055	16.405	1	0.000	1.251	1.122	1.394
肋外翻	0.256	0.055	21.356	1	0.000	1.292	1.159	1.440

五、3～6歲小兒體質狀態調查分析

變數	β	標準誤差	瓦爾德	自由度	顯著性	EXP(β)	EXP(β)的)95%信賴區間 下限	上限
雞胸	0.231	0.097	5.649	1	0.017	1.260	1.041	1.524
淋巴濾泡	0.205	0.055	13.937	1	0.000	1.228	1.102	1.368
漏斗胸	0.335	0.091	13.629	1	0.000	1.398	1.170	1.669
眼袋增重			71.965	3	0.000			
眼袋增重(+)	-1.450	0.183	62.506	1	0.000	0.235	0.164	0.336
眼袋增重(++)	-0.309	0.105	8.628	1	0.003	0.734	0.597	0.902
眼袋增重(+++)	-0.271	0.058	22.130	1	0.000	0.763	0.681	0.854
常量	-1.136	0.066	293.914	1	0.000	0.321		

◇ 第三篇 小兒體質學的現代研究與實證探索

3）醫師版對肝火體整體狀況相關數據迴歸分析：結果如表31。從表中我們可以看出，均為二分類變數。出現唇紅對肝火體小兒的影響，是非肝火體小兒的2.022倍；出現結膜充血對肝火體小兒的影響，是非肝火體小兒的4.502倍；出現頭髮發白對肝火體小兒的影響，是非肝火體小兒的2.394倍。

其他結論可參見表31的EXP（β）進行相應分析。

表31　方程式中的變數

變數	β	標準誤差	瓦爾德	自由度	顯著性	EXP（β）	EXP（β）的95%信賴區間 下限	上限
頭髮發黃	-0.509	0.125	16.538	1	0.000	0.601	0.471	0.768
頭髮發白	0.873	0.251	12.126	1	0.000	2.394	1.465	3.913
瞼腺炎	0.549	0.164	11.267	1	0.001	1.732	1.257	2.386

變數	β	標準誤差	瓦爾德	自由度	顯著性	EXP(β)	EXP(β)的95%信賴區間 下限	上限
結膜充血	1.504	0.159	89.642	1	0.000	4.502	3.297	6.146
唇紅	0.704	0.121	33.644	1	0.000	2.022	1.594	2.565
扁桃體腫大	-0.273	0.066	17.003	1	0.000	0.761	0.668	0.866
舌色紅	0.342	0.128	7.152	1	0.007	1.408	1.096	1.810
手涼	-0.386	0.177	4.786	1	0.029	0.680	0.481	0.961
手心熱	-0.298	0.123	5.860	1	0.015	0.743	0.584	0.945
常量	-3.515	0.173	410.579	1	0.000	0.030		

4)醫師版對熱盛體整體狀況相關數據迴歸分析：結果如表32。從表中我們可以看出，均為二分類變數。出現唇紅對熱盛體小兒的影響，是非熱盛體小兒的2.226倍；出

◇ 第三篇　小兒體質學的現代研究與實證探索

現咽充血對熱盛體小兒的影響，是非熱盛體小兒的 1.721 倍；出現舌色紅對熱盛體小兒的影響，是非熱盛體小兒的 2.062 倍。

其他結論可參見表 32 的 EXP（β）進行相應分析。

表 32　方程式中的變數

變數	β	標準誤差	瓦爾德	自由度	顯著性	EXP（β）	EXP（β）的 95%信賴區間 下限	上限
頭髮纖細	-0.428	0.144	8.892	1	0.003	0.652	0.492	0.863
頭髮乾枯	-0.537	0.198	7.347	1	0.007	0.585	0.397	0.862
脣紅	0.800	0.141	32.383	1	0.000	2.226	1.690	2.932
扁桃體腫大	0.248	0.108	5.280	1	0.022	1.281	1.037	1.583
咽紅	0.430	0.162	7.081	1	0.008	1.537	1.120	2.110

變數	β	標準誤差	瓦爾德	自由度	顯著性	EXP(β)	EXP(β)的95%信賴區間 下限	上限
咽充血	0.543	0.175	9.627	1	0.002	1.721	1.221	2.424
舌色紅	0.724	0.169	18.246	1	0.000	2.062	1.479	2.874
舌苔白厚膩	-0.294	0.091	10.456	1	0.001	0.745	0.624	0.891
漏斗胸	-1.432	0.508	7.965	1	0.005	0.239	0.088	0.646
手心熱	-0.315	0.143	4.837	1	0.028	0.730	0.551	0.966
常量	-4.582	0.275	278.274	1	0.000	0.010		

5) 醫師版對怯弱體整體狀況相關數據迴歸分析：結果如表33。從表中我們可以看出，均為二分類變數。出現唇乾裂對怯弱體小兒的影響，是非怯弱體小兒的1.530倍；出現面色蒼白對怯弱體小兒的影響，是非怯弱體小兒的1.779

倍；出現手脫皮對怯弱體小兒的影響，是非怯弱體小兒的 2.424 倍。

其他結論可參見表 33 的 EXP（β）進行相應分析。

表 33　方程式中的變數

變數	β	標準誤差	瓦爾德	自由度	顯著性	EXP（β）	EXP（β）的 95%信賴區間 下限	上限
唇乾裂	0.425	0.206	4.268	1	0.039	1.530	1.022	2.290
面色蒼白	0.576	0.240	5.744	1	0.017	1.779	1.111	2.848
手脫皮	0.885	0.397	4.981	1	0.026	2.424	1.114	5.273
常量	-4.769	0.118	1,641.324	1	0.000	0.008		

實驗 2　家庭版調查量表

家庭版調查量表關於整體狀況的內容：怕冷（平時您孩子怕冷情況，如穿衣較多或常常出現手足發冷）；多汗（平時您孩子多汗情況，如活動一下就出汗，或睡覺時大量出汗）；乏力（您孩子平時常常喊累或走路時經常討抱抱）；您

孩子在睡覺過程中的情況，如睡覺時翻來翻去，磨牙，易驚醒，夜啼，多夢；內向（不愛說話），多靜少動，易被驚嚇、膽子小，受批評後易哭，過動，易急躁或發脾氣，經常打人或摔東西，易哭鬧（經常在小要求不滿足後易哭鬧）；女孩外陰方面情況，如外陰搔癢，外陰異味重，外陰分泌物多；皮膚情況，如凍瘡，反覆溼疹，皮膚搔癢，蕁麻疹，皮膚抓痕，膚燥或粗糙，皮膚過敏反應（蚊蟲叮咬反應強烈）等；平時孩子手足情況，如手足心熱，手足心紅赤，手足心脫皮，手足涼；您孩子既往患病的情況，如各類肺炎、哮喘、高熱驚厥、感冒、咳嗽、發熱；新生兒疾病、父母方面的疾患；穿衣（身為家長，您認為您平時幫孩子穿的衣服與同齡相比）等。問題選項部分為不同程度度量的多選選項，部分為是、否兩個選項。家庭版調查量表中關於腸胃狀況、五官狀況的調查量表類比整體狀況。

1)家庭版對積滯體整體狀況相關數據迴歸分析：結果如表34。從表中我們可以看出，過動徵、易急躁或發脾氣是二分類變數，睡覺時翻來翻去是多分類變數。因此對於積滯體小兒，睡覺時翻來翻去（時常）是睡覺時翻來翻去（偶爾）

的 1.739 倍；睡覺時翻來翻去（經常）是睡覺時翻來翻去（時常）的 1.408 倍。

其他結論可參見表 34 的 EXP（β）進行相應分析。

表 34　方程式中的變數

變數	β	標準誤差	瓦爾德	自由度	顯著性	EXP(β)	EXP(β) 的 95%信賴區間 下限	上限
睡覺時翻來翻去			322.387	3	0.000			
睡覺時翻來翻去（偶爾）	-0.549	0.080	47.484	1	0.000	0.577	0.494	0.675
睡覺時翻來翻去（時常）	0.553	0.073	57.354	1	0.000	1.739	1.507	2.007
睡覺時翻來翻去（經常）	0.342	0.078	19.404	1	0.000	1.408	1.209	1.639
過動徵	-0.155	0.059	7.046	1	0.008	0.856	0.763	0.960
易急躁或發脾氣	-0.139	0.050	7.731	1	0.005	0.870	0.789	0.960
常量	-1.395	0.067	432.639	1	0.000	0.248		

2）家庭版對肝火體整體狀況相關數據迴歸分析：結果如表 35。從表中我們可以看出，過動徵、易急躁或發脾氣是二分類變數。所以出現過動徵對肝火體小兒的影響，是非肝

火體小兒的 8.483 倍；出現易急躁或發脾氣現象對肝火體小兒的影響，是非肝火體小兒的 14.250 倍。

表 35　方程式中的變數

變數	β	標準誤差	瓦爾德	自由度	顯著性	EXP (β)	EXP (β) 的 95%信賴區間 下限	上限
過動徵	2.138	0.126	288.142	1	0.000	8.483	6.628	10.859
易急躁或發脾氣	2.657	0.191	194.488	1	0.000	14.250	9.810	20.700
常量	-6.276	0.199	996.795	1	0.000	0.002		

3）家庭版對陽虛體整體狀況相關數據迴歸分析：結果如表 36。從表中我們可以看出，多汗是多分類變數，易哭鬧是二分類變數。因此出現易哭鬧對陽虛體小兒的影響，是非陽虛體小兒的 1.342 倍；對於陽虛體小兒，多汗（經常）是多汗（時常）的 0.826 倍。

其他結論可參見表 36 的 EXP（β）進行相應分析。

表 36　方程式中的變數

變數	β	標準誤差	瓦爾德	自由度	顯著性	EXP(β)	EXP(β)的95%信賴區間 下限	上限
多汗			141.885	3	0.000			
多汗（偶爾）	-0.560	0.064	5.933	1	0.000	0.571	0.504	0.648
多汗（時常）	-0.613	0.060	105.704	1	0.000	0.541	0.482	0.609
多汗（經常）	-0.191	0.053	12.779	1	0.000	0.826	0.744	0.917
易哭鬧	0.294	0.043	47.383	1	0.000	1.342	1.234	1.460
常量	-0.686	0.043	250.122	1	0.000	0.504		

4）家庭版對痰溼體整體狀況相關數據迴歸分析：結果如表37。從表中我們可以看出，受批評後易哭是二分類變數，多汗、外陰異味重、外陰分泌物多、抗生素使用是多分類變數。因此出現受批評後易哭對痰溼體小兒的影響，是非痰溼體小兒的1.195倍；對於痰溼體小兒，出現外陰異味重（經常）是出現外陰異味重（時常）的4.259倍；出現外陰異味重（時常）是出現外陰異味重（偶爾）的6.719倍；出現外陰異味重（偶爾）是出現外陰異味重的3.950倍；對於痰溼體小兒，出現多汗（經常）是出現多汗（時常）的1.341倍；出現多汗（時常）是出現多汗（偶爾）的1.464倍。

其他結論可參見表37的EXP（β)進行相應分析。

表37 方程式中的變數

變數	β	標準誤差	瓦爾德	自由度	顯著性	EXP(β)	EXP (β) 的 95%信賴區間 下限	上限
多汗			54.617	3	0.000			
多汗（偶爾）	-0.374	0.118	10.076	1	0.002	0.688	0.546	0.867
多汗（時常）	0.381	0.094	16.401	1	0.000	1.464	1.217	1.760
多汗（經常）	0.294	0.089	10.833	1	0.001	1.341	1.126	1.598
受批評後易哭	0.178	0.068	6.923	1	0.009	1.195	1.046	1.364
外陰異味重			25.990	3	0.000			
外陰異味重（偶爾）	1.374	0.661	4.324	1	0.038	3.950	1.082	14.416
外陰異味重（時常）	1.905	0.663	8.246	1	0.004	6.719	1.831	24.661
外陰異味重（經常）	1.449	0.696	4.330	1	0.037	4.259	1.088	16.677
外陰分泌物多			16.302	3	0.001			

變數	β	標準誤差	瓦爾德	自由度	顯著性	EXP(β)	EXP(β) 的 95%信賴區間 下限	上限
外陰分泌物多（偶爾）	-0.960	0.401	5.720	1	0.017	0.383	0.174	0.841
外陰分泌物多（時常）	-1.305	0.406	10.340	1	0.001	0.271	0.122	0.601
外陰分泌物多（經常）	-1.304	0.485	7.238	1	0.007	0.271	0.105	0.702
抗生素使用			66.217	3	0.000			
抗生素使用（偶爾）	-0.830	0.115	52.555	1	0.000	0.436	0.348	0.546
抗生素使用（時常）	-0.601	0.101	35.032	1	0.000	0.548	0.450	0.669
抗生素使用（經常）	-0.258	0.116	4.892	1	0.027	0.773	0.615	0.971
常量	-2.450	0.609	16.200	1	0.000	0.086		

5）家庭版對氣虛體腸胃相關數據迴歸分析：結果如表38。從表中我們可以看出，偏食、大便量是多分類變數。因此對於氣虛體小兒偏食（時常）是偏食（偶爾）的1.926倍；

偏食（經常）是偏食（時常）的 1.477 倍；對於氣虛體小兒每次拉的大便量（偏少）是每次拉的大便量的 1.803 倍；每次拉的大便量（偏多）是每次拉的大便量（偏少）的 2.468 倍。

其他結論可參見表 38 的 EXP（β）進行相應分析。

表 38　方程式中的變數

變數	β	標準誤差	瓦爾德	自由度	顯著性	EXP（β）	EXP（β）的 95%信賴區間 下限	上限
偏食			331.837	3	0.000			
偏食（偶爾）	-0.321	0.080	16.044	1	0.000	0.726	0.6200.849	16.044
偏食（時常）	0.656	0.080	66.853	1	0.000	1.926	1.6462.254	
偏食（經常）	0.390	0.085	21.102	1	0.000	1.477	1.2511.745	
大便量			86.408	2	0.000			
大便量（偏少）	0.590	0.093	40.018	1	0.000	1.803	1.502	2.165
大便量（偏多）	0.904	0.101	80.644	1	0.000	2.468	2.027	3.006
常量	-1.974	0.110	319.858	1	0.000	0.139		

6）家庭版對陽虛體腸胃相關數據迴歸分析：結果如表 39。從表中我們可以看出，偏食、大便量、大便稀是多分類變數。因此對於陽虛體小兒，出現大便稀（時常）是出現大

◇ 第三篇　小兒體質學的現代研究與實證探索

便稀（偶爾）的 2.893 倍；出現大便稀（經常）是大便稀（時常）的 1.810 倍。

其他結論可參見表 39 的 EXP（β）進行相應分析。

表 39　方程式中的變數

變數	β	標準誤差	瓦爾德	自由度	顯著性	EXP(β)	EXP（β）的 95%信賴區間 下限	上限
偏食			53.302	3	0.000			
偏食（偶爾）	-0.213	0.075	8.191	1	0.004	0.808	0.698	0.935
偏食（時常）	-0.525	0.079	43.770	1	0	0.591	0.506	0.691
偏食（經常）	-0.188	0.082	5.208	1	0.022	0.829	0.705	0.974
大便量			196.625	2	0.000			
大便量（偏少）	-1.012	0.076	179.350	1	0.000	0.364	0.314	0.422
大便量（偏多）	-1.106	0.087	162.931	1	0.000	0.331	0.279	0.392
大便稀			1,647.681	3	0.000			
大便稀（偶爾）	-1.245	0.112	124.668	1	0.000	0.288	0.231	0.358
大便稀（時常）	1.062	0.107	97.980	1	0.000	2.893	2.344	3.570
大便稀（經常）	0.593	0.116	26.361	1	0.000	1.810	1.443	2.269

變數	β	標準誤差	瓦爾德	自由度	顯著性	EXP (β)	EXP (β) 的 95%信賴區間 下限	上限
常量	0.204	0.128	2.545	1	0.111	1.226		

7)家庭版對積滯體腸胃相關數據迴歸分析:結果如表40。從表中我們可以看出,大便色綠是多分類變數。因此對於積滯體小兒,出現大便色綠(偶爾)是出現大便色綠的1.372倍;出現大便色綠(時常)是出現大便色綠(偶爾)的0.568倍。

其他結論可參見表40的EXP(β)進行相應分析。

表40 方程式中的變數

變數	β	標準誤差	瓦爾德	自由度	顯著性	EXP (β)	EXP (β) 的 95%信賴區間 下限	上限
大便色綠			238.848	3	0.000			
大便色綠(偶爾)	0.316	0.099	10.245	1	0.001	1.372	1.130	1.665
大便色綠(時常)	-0.566	0.107	28.130	1	0.000	0.568	0.460	0.700
大便色綠(經常)	-0.244	0.113	4.652	1	0.031	0.784	0.628	0.978
常量	-1.362	0.094	211.007	1	0.000	0.256		

◇ 第三篇 小兒體質學的現代研究與實證探索

8）家庭版對痰溼體腸胃相關數據迴歸分析：結果如表41。從表中我們可以看出，大便偏黏膩（掛馬桶）是多分類變數。因此對於痰溼體小兒，出現大便偏黏膩（掛馬桶）（時常）是出現大便偏黏膩（掛馬桶）（偶爾）的 3.920 倍；出現大便偏黏膩（掛馬桶）（經常）是出現大便偏黏膩（掛馬桶）（時常）的 2.168 倍。

其他結論可參見表 41 的 EXP（β）進行相應分析。

表 41　方程式中的變數

變數	β	標準誤差	瓦爾德	自由度	顯著性	EXP（β）	EXP（β）的 95%信賴區間 下限	上限
大便偏黏膩（掛馬桶）			401.772	3	0.000			
大便偏黏膩（掛馬桶）（偶爾）	-0.606	0.238	6.509	1	0.011	0.545	0.342	0.869
大便偏黏膩（掛馬桶）（時常）	1.366	0.222	37.903	1	0.000	3.920	2.537	6.055
大便偏黏膩（掛馬桶）（經常）	0.774	0.236	10.790	1	0.001	2.168	1.366	3.440
常量	-3.051	0.218	195.537	1	0.000	0.047		

9)家庭版對肝火體腸胃相關數據迴歸分析：結果如表42。從表中我們可以看出，喜冷飲、夜尿多、尿色黃是多分類變數。因此對於肝火體小兒，出現尿色黃（時常）是出現尿色黃（偶爾）的 2.077 倍；出現尿色黃（經常）是出現尿色黃（時常）的 1.820 倍。

其他結論可參見表 42 的 EXP（β）進行相應分析。

表 42　方程式中的變數

變數	β	標準誤差	瓦爾德	自由度	顯著性	EXP (β)	EXP (β) 的 95%信賴區間 下限	上限
喜冷飲			32.010	3	0.000			
喜冷飲（偶爾）	-0.385	0.175	4.872	1	0.027	0.680	0.483	0.958
喜冷飲（時常）	-1.013	0.195	26.998	1	0.000	0.363	0.248	0.532
喜冷飲（經常）	-0.665	0.197	11.440	1	0.001	0.514	0.350	0.756
夜尿多			27.954	3	0.000			
夜尿多（偶爾）	-0.834	0.239	12.158	1	0.000	0.434	0.272	0.694
夜尿多（時常）	-1.219	0.246	24.637	1	0.000	0.296	0.183	0.478
夜尿多（經常）	-0.696	0.286	5.905	1	0.015	0.499	0.284	0.874
尿色黃			110.972	3	0.000			

◇第三篇 小兒體質學的現代研究與實證探索

變數	β	標準誤差	瓦爾德	自由度	顯著性	EXP(β)	EXP(β)的)95%信賴區間	
							下限	上限
尿色黃（偶爾）	-0.951	0.304	9.796	1	0.002	0.386	0.213	0.701
尿色黃（時常）	0.731	0.278	6.921	1	0.009	2.077	1.205	3.580
尿色黃（經常）	0.599	0.279	4.589	1	0.032	1.820	1.052	3.147
常量	-2.183	0.259	70.997	1	0.000	0.113		

10）家庭版對熱盛體腸胃相關數據迴歸分析：結果如表43。從表中我們可以看出，嘔吐或乾嘔是多分類變數。因此對於熱盛體小兒，出現嘔吐或乾嘔（偶爾）是出現嘔吐或乾嘔的1.834倍。

其他結論可參見表43的EXP（β）進行相應分析。

表43 方程式中的變數

變數	β	標準誤差	瓦爾德	自由度	顯著性	EXP(β)	EXP(β)的)95%信賴區間	
							下限	上限
嘔吐或乾嘔			64.057	3	0.000			
嘔吐或乾嘔（偶爾）	0.606	0.145	17.516	1	0.000	1.834	1.380	2.436

變數	β	標準誤差	瓦爾德	自由度	顯著性	EXP(β)	EXP(β)的)95%信賴區間 下限	上限
嘔吐或乾嘔（時常）	-0.760	0.208	13.341	1	0.000	0.468	0.311	0.703
嘔吐或乾嘔（經常）	-1.409	0.591	5.690	1	0.017	0.244	0.077	0.778
常量	-3.840	0.117	1,082.749	1	0.000	0.021		

11）家庭版對怯弱體腸胃相關數據迴歸分析：結果如表44。從表中我們可以看出，大便不化是多分類變數。因此對於怯弱體小兒，出現大便不化（偶爾）是出現大便不化的0.430倍。

其他結論可參見表44的EXP（β）進行相應分析。

表44 方程式中的變數

變數	β	標準誤差	瓦爾德	自由度	顯著性	EXP(β)	EXP(β)的95%信賴區間 下限	上限
大便不化			41.358	3	0.000			
大便不化（偶爾）	-0.845	0.398	4.513	1	0.034	0.430	0.197	0.937

◇ 第三篇　小兒體質學的現代研究與實證探索

變數	β	標準誤差	瓦爾德	自由度	顯著性	EXP(β)	EXP(β)的95%信賴區間 下限	上限
大便不化（時常）	-2.987	0.540	30.628	1	0.000	0.050	0.018	0.145
大便不化（經常）	-2.560	0.806	10.091	1	0.001	0.077	0.016	0.375
常量	-3.306	0.385	73.819	1	0.000	0.037		

12）家庭版對高敏體腸胃相關數據迴歸分析：結果如表45。從表中我們可以看出，大便稀是多分類變數。因此對於高敏體小兒，出現大便稀（偶爾）是出現大便稀的0.110倍。其他結論可參見表45的EXP(β)進行相應分析。

表45　方程式中的變數

變數	β	標準誤差	瓦爾德	自由度	顯著性	EXP(β)	EXP(β)的95%信賴區間 下限	上限
大便稀			19.099	3	0.000			
大便稀（偶爾）	-2.208	0.607	13.220	1	0.000	0.110	0.033	0.361

變數	β	標準誤差	瓦爾德	自由度	顯著性	EXP(β)	EXP(β)的95%信賴區間 下限	上限
大便稀（時常）	-2.619	0.732	12.808	1	0.000	0.073	0.017	0.306
大便稀（經常）	-2.648	1.097	5.832	1	0.016	0.071	0.008	0.607
常量	-4.585	0.449	104.048	1	0.000	0.010		

13）家庭版對痰溼體五官相關數據迴歸分析：結果如表46。從表中我們可以看出，喉痰多是多分類變數。因此對於痰溼體小兒喉痰多（時常）是喉痰多（偶爾）的3.008倍；喉痰多（經常）是喉痰多（時常）的1.718倍。

其他結論可參見表46的EXP（β）進行相應分析。

表46　方程式中的變數

變數	β	標準誤差	瓦爾德	自由度	顯著性	EXP(β)	EXP(β)的95%信賴區間 下限	上限
喉痰多			483.846	3	0.000			
喉痰多（偶爾）	-0.930	0.190	24.069	1	0.000	0.395	0.272	0.572
喉痰多（時常）	1.101	0.175	39.421	1	0.000	3.008	2.133	4.243

◇第三篇　小兒體質學的現代研究與實證探索

變數	β	標準誤差	瓦爾德	自由度	顯著性	EXP (β)	EXP (β) 的 95%信賴區間 下限	上限
喉痰多（經常）	0.541	0.189	8.200	1	0.004	1.718	1.186	2.489
常量	-2.651	0.170	242.801	1	0.000	0.071		

14）家庭版對肝火體五官相關數據迴歸分析：結果如表47。從表中我們可以看出，睡覺打呼嚕（打鼾）是多分類變數。因此對於肝火體小兒，平時出現睡覺打呼嚕（偶爾）是出現睡覺打呼嚕的0.318倍；平時出現睡覺打呼嚕（時常）是出現睡覺打呼嚕（偶爾）的0.500倍。

其他結論可參見表47的EXP（β）進行相應分析。

表47　方程式中的變數

變數	β	標準誤差	瓦爾德	自由度	顯著性	EXP (β)	EXP (β) 的) 95%信賴區間 下限	上限
睡覺打呼嚕			31.768	3	0.000			
睡覺打呼嚕（偶爾）	-1.145	0.220	27.016	1	0.000	0.318	0.207	0.490
睡覺打呼嚕（時常）	-0.694	0.214	10.528	1	0.001	0.500	0.329	0.760
睡覺打呼嚕（經常）	-0.864	0.267	10.488	1	0.001	0.422	0.250	0.711

變數	β	標準誤差	瓦爾德	自由度	顯著性	EXP(β)	EXP(β)的)95%信賴區間	
							下限	上限
常量	-2.579	0.200	166.936	1	0.000	0.076		

5. 討論

　　小兒體質是指小兒在先天及後天因素長期影響下而形成的體態結構、生理功能上相對穩定的特殊狀態,即個體特性。先天因素主要包括種族、父母、胎兒期狀況等;後天因素則主要與社會條件、氣候、地理狀況、營養、年齡、體育鍛鍊、疾病、藥物、精神因素等相關。歷代醫家關於小兒體質的研究眾多,最具有代表性的主要有「純陽」、「稚陰稚陽」、「陽常有餘,陰常不足」、「少陽」學說等,如明代兒科醫家萬全,根據錢乙的五臟虛實證治,提出「小兒肝常有餘,脾常不足」、「腎常虛」、「心常有餘,肺常不足」;又在朱丹溪理論的影響下,提出「陽常有餘,陰常不足」的觀點,稱「三有餘,四不足」等。這些思想至今仍對兒科醫生診療思路提供重要參考。從本次小兒體質調查結果來看,存在亞健康體質的小兒,占總調查人數的86.39%,且在小兒亞健康體質中,比例最高的三種體質為陽虛體(22.69%)、積滯體(18.44%)、氣虛體(17.74%)。這為小兒體質研究提

◇ 第三篇　小兒體質學的現代研究與實證探索

供了一定的研究依據。

　　透過對調查量表數據進行特異性分析和邏輯迴歸分析，總結出兩種方法，都分析出肝火體小兒較易急躁或發脾氣，特異性分析出肝火體小兒有過動徵；特異性分析出氣虛體、陽虛體、積滯體的重要特徵都包含面色萎黃，怯弱體的重要特徵有受批評後易哭，易被驚嚇、膽子小。Logistic 迴歸分析方法分析出積滯體小兒相對於非積滯體小兒，出現睡覺時翻來翻去、面部花斑、淋巴濾泡的現象為倍數關係；肝火體小兒相對於非肝火體小兒，出現易急躁或發脾氣、唇紅、結膜充血、頭髮發白的現象為倍數關係；陽虛體小兒相對於非陽虛體小兒，出現頭髮稀疏、發黃的現象為倍數關係；熱盛體小兒相對於非熱盛體小兒，出現唇紅、舌色紅、咽充血的現象為倍數關係；怯弱體小兒相對於非怯弱體小兒，出現面色蒼白現象為倍數關係。

　　透過對不同小兒體質研究，可幫助臨床醫生有針對性地對不同體質出現的症狀進行提前中醫治未病干預，不同體質與其生命徵象和行為表現存在不同相關性，此為小兒體質狀態辨識及臨床診療提供客觀參考依據，對指導兒童疾病預防調理有重要意義。

六、3～6歲氣虛體質干預後的療效評估

1. 一般數據分析

依據納入標準，在甲、乙、丙市，氣虛體小兒共納入1,000例，84例中途退出，實際參與人數共916例，其中135例因數據採集不規律、後續資料填寫遺失、未按時藥浴等原因缺失。將剩餘的781例共分為三組，藥浴數據分布情況，見表48。

表48 藥浴數據分布情況

藥浴分布	數目（例）	比例（%）
干預3個月組	491	53.60%
干預2個月組	139	15.17%
空白對照組	151	16.48%
缺失	135	14.74%
合計	916	100%

2. 統計學分析

(1)干預 2 個月組氣虛體評估數值統計

干預 2 個月後對小兒氣虛體評估數值進行統計分析，干預 2 個月組在干預前和干預後數值及差值符合常態分布，採用成對樣本 t 檢定，結果如表 49。

表 49　干預 2 個月組氣虛體評估數值統計

組別	數目（例）	X̄ ± S	t	P
干預前	139	0.430±0.116	5.564	0
干預後	139	0.363±0.115		

干預 2 個月組在干預結束後，對氣虛體數值減少進行統計，$P < 0.05$，差異具有統計學意義。

(2)干預 3 個月組氣虛體評估數值統計

干預 3 個月後對小兒氣虛體評估數值進行統計分析，干預 3 個月組在干預前和干預後數值及差值不符合常態分布，採用 Wilcoxon 秩和檢定，如表 50。

表 50　干預 3 個月組氣虛體評估數值統計

組別	數目（例）	[M（P25，P75）]	Z	P
干預前	491	46.3（16.7，74.1）	-2.071	0
干預後	491	22.6（1.9，66.7）		

干預 3 個月組在干預結束後,對氣虛體評估數值減少進行統計,P < 0.05,差異具有統計學意義。

(3)干預結束後 3 組之間氣虛體評估數值對比

從圖 5 中的空白對照組、干預 2 個月組、干預 3 個月組的氣虛體評估數值盒狀圖(箱形圖)分布來看,空白對照組小兒的四分位數最大,干預 3 個月組的四分位數最小。從數據分布來看,隨著干預時間的延長,數值呈遞減趨勢,干預 3 個月組的效果顯著。

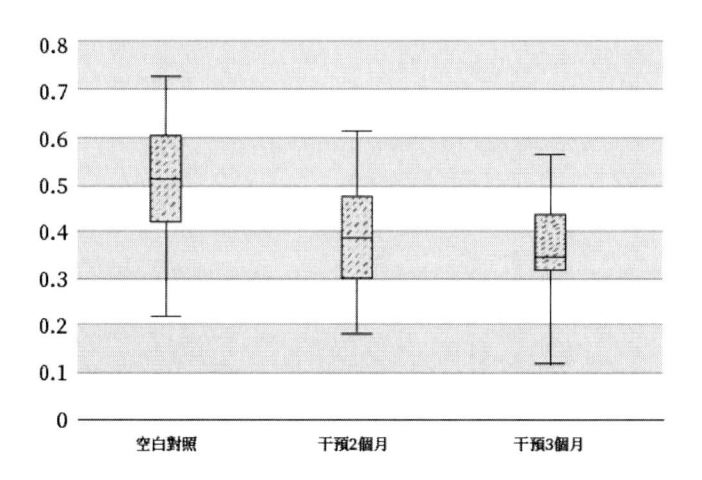

圖 5　氣虛體評估數值盒狀圖

(4)干預前、干預後氣虛體症狀徵候情況分析

干預結束後,隨機選取 2020 年 11 月干預 3 個月組 208 例小兒,對 208 例小兒氣虛體症狀、徵候進行統計分析。以干預前、干預後各症狀、徵候的頻次作為分析對象,對干預前、干預後的變化進行分析,如表 51。

表 51 氣虛體各項症狀、徵候在干預前、後的頻次和比例分析

診斷標準徵候	干預前 數目（例）	干預前 比例（%）	干預後 數目（例）	干預後 比例（%）	減分率（%）
毛髮不榮	172	82.69	154	74.04	8.65
面色萎黃	190	91.35	95	45.67	45.68
爪甲不榮	179	86.06	160	76.92	9.14
多汗	194	93.27	123	59.13	34.14
納少或拒食	162	77.88	116	55.77	22.1
易感冒	193	92.79	119	57.21	35.58
咳嗽	193	92.79	100	48.08	44.71

診斷標準徵候	干預前 數目（例）	干預前 比例（%）	干預後 數目（例）	干預後 比例（%）	減分率（%）
腹部不適	106	50.96	23	11.06	39.9
膚燥或粗糙	99	47.60	67	32.21	15.39
面部花斑	49	23.56	17	8.17	15.39
大便量偏少	71	34.13	41	19.71	14.42
乏力	179	86.06	98	47.12	38.94
流涎	82	39.42	32	15.38	24.04
偏食	128	61.54	50	24.04	37.50
嗜異現象	66	31.73	23	11.06	20.67
大便不化	105	50.48	36	17.31	33.17
面色蒼白	5	2.40	1	0.48	1.92

診斷標準徵候	干預前 數目（例）	干預前 比例（%）	干預後 數目（例）	干預後 比例（%）	減分率（%）
地圖舌	23	11.06	7	3.37	7.69

由表51可知，18條條目均有下降，其中下降比例按降序排列，依次是面色萎黃、咳嗽、腹部不適、乏力、偏食、易感冒、多汗、大便不化、流涎、納少或拒食、嗜異現象、膚燥或粗糙、面部花斑、大便量偏少、爪甲不榮、毛髮不榮、地圖舌、面色蒼白。說明藥浴對改善氣虛體症狀有明顯的效果。

3. 藥浴有效率分析

藥浴有效率判定標準：實驗中，定義藥浴後氣虛體評估數值減少 ≥ 20%視為有效，氣虛體評估數值減少 < 20%視為無效。定義有效率的計算公式如下：

$$有效率 = e^{\eta} * \frac{\sum \phi(\frac{\theta_b - \theta_n}{\theta_b})}{T}$$

其中，函數 $\phi(x)$（$x = \frac{\theta_b - \theta_n}{\theta_b}$，表示藥浴後氣虛體評估數值是否減少20%的樣本統計值，當 $x \geq 20\%$，$\varphi(x) = 1$，

否則，φ（x）=0。公式如下：

$$\phi(x) = \begin{cases} 1 & (x \geq 20\%) \\ 0 & (x < 20\%) \end{cases}$$

θ_b 為藥浴前氣虛體評估數值，θ_n 為藥浴後氣虛體評估數值，T 為統計樣本的總樣本數，η 為實驗校準參數，用於調和不同年齡層的體質係數，對於小兒體質狀態辨識，η=0.2023，e=2.718281828459，那麼，$e^η$=1.2242。

根據實驗有效判定標準，我們計算藥浴後氣虛體評估數值減少≥20％視為有效樣本統計量。有效率統計結果顯示：藥浴干預 2 個月和 3 個月，均能改善小兒氣虛體狀態；干預 3 個月的療效，明顯優於干預 2 個月，如表 52。空白對照組進行教育宣導，家長透過學習，改進孩子的飲食和睡眠等生活方式，所以有了干預有效率。

表52　氣虛體評估數值有下降的干預有效率

干預有效率統計（%）			
組別	空白對照	干預 2 個月	干預 3 個月
比例	17.2	51.1	78.0

◇ 第三篇　小兒體質學的現代研究與實證探索

七、小兒體質學的研究成果與發展展望

目前，小兒體質狀態的研究還處於「學說」階段，未來的相關研究還有很長的路要走，這就需要廣大的臨床工作者，特別是研究兒童健康的工作者不斷努力和通力合作來實現。為此，提出以下思路：

1. 理論研究

第一，完善理論體系，逐步建立真正的小兒體質學。

第二，小兒體質狀態特點的研究。

第三，小兒體質狀態影響因素的研究。

第四，小兒軀體健康狀態評價的研究。

第五，小兒心理、道德、社會、環境健康評價的研究。

第六，小兒偏頗體質狀態微觀指標辨識方法的研究。

第七，搭建小兒體質狀態辨識智慧化數據平臺的研究。

2. 應用研究

第一，促進小兒中醫健康素養的研究。

第二，小兒體質狀態辨識技術的研究。

第三，小兒體質狀態分類的研究。

第四，小兒偏頗體質狀態非健康傾向預警的研究。

第五，小兒偏頗體質狀態多種干預技術的研究。

第六，小兒偏頗體質狀態運動、益智遊戲干預技術的研究。

第七，小兒偏頗體質狀態情志干預技術的研究。

第八，小兒主動健康相關產品的研發與推廣。

第九，小兒體質狀態辨識與干預技術服務模式的研究。

◇第三篇　小兒體質學的現代研究與實證探索

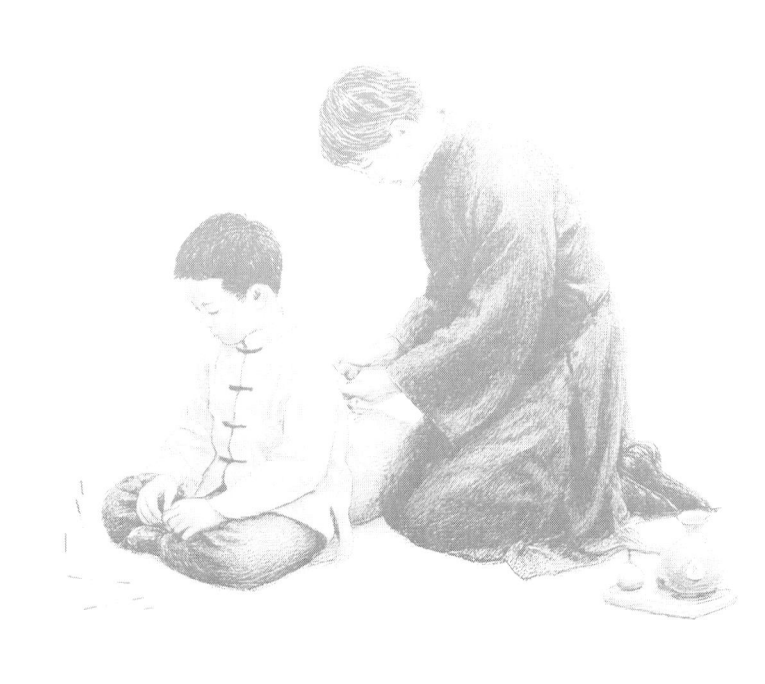

附錄

◇附錄

一、小兒體質辨識調查量表（醫師版）

幼兒園：___班級：___學號：

中醫體檢表						
姓名		性別	□男　□女	國籍	□臺灣　□其他	
出生年月		身高	___公分（cm）	體重	公斤（kg）	
1. 頭髮						
□髮結如穗　□稀疏　　□發黃　□纖細　□斑禿　□乾枯　□發白　□其他						
2. 面部						
□面色萎黃　□+　□++　□+++　□面色蒼白　□花斑　□青筋　□其他						
3. 眼部						
□眼袋增重　□+　□++　□+++　□眼瞼紅　□瞼腺炎　□結膜充血　□其他						
4. 口						
□唇紅　□唇乾　□唇乾裂　□齲齒（個）　□齒乾枯　□其他						

5. 咽喉扁桃體	
□扁桃體腫大　□+　□++　　□+++　□淋巴濾泡　□咽紅 □咽充血　　　□其他	

6. 舌	
舌色	
舌形	
舌苔	

7. 胸廓	
□肋外翻　□漏斗胸　□雞胸　□串珠	

8. 腹部	
□腹脹　□+　　□++　　□+++ □肥大　□其他	

9. 手	
□蒼白　　□指甲豎紋　　□指甲扁平　　□指甲白斑 □指甲凹陷　□指甲斷層　□指甲脆薄　□倒刺 □手脫皮　　□月牙　（個）　□手心潮紅　□手心萎黃 □手紋亂　　□手涼　　□手心熱　　□手心潮	

10. 其他	

採錄人：_____ 日期：__年__月__日

◇ 附錄

二、小兒體質辨識調查量表（家庭版）

填表前家長須知

　　尊敬的孩子家長，您好！為更準確地描述您孩子的體質狀態，請您在填表前認真閱讀須知。具體內容如下：

1. 此表由最了解孩子情況（經常照顧孩子）的家長來填寫或由其代訴，經他人填寫。
2. 要求家長在能夠完全理解所涉問題內容的情況下填寫，若無法完全理解，請諮詢我們健康管理人員。
3. 問題涉及的身體狀況，應由照顧到此內容的家長填寫。比如，睡覺時的情況，應由照顧孩子睡覺的家長來填寫。
4. 請用黑色筆打勾（√）到您孩子有的症狀前面的「□」裡。
5. 對於您孩子沒有的症狀，可以不填。比如多汗情況，若沒有多汗的情況就可以不填。
6. 對沒有涉及的症狀或有其他寶貴意見或建議，請您以文字的形式直接描述到指定的「　　」上。

再次溫馨提醒,您填寫得越準確,越能如實反映孩子的體質狀態。

◇附錄

幼兒園：_____ 班級：_____
學號：_____ 小兒姓名：_____

（一）最近1年您孩子的整體情況			
1. 怕冷（平時您孩子怕冷情況，如穿衣較多或常常出現手足發冷）	□經常（頻繁）	□時常（有時）	□偶爾（很少）
2. 多汗（平時您孩子多汗情況，如活動一下就出汗或睡覺時大量出汗）	□經常（頻繁）	□時常（有時）	□偶爾（很少）
3. 乏力（您孩子平時常常喊累或走路時經常討抱抱）	□經常（頻繁）	□時常（有時）	□偶爾（很少）
4. 您孩子在睡覺過程中的情況（請經常和孩子一起睡覺的家長回答此問題）			
睡覺時翻來翻去	□經常（頻繁）	□時常（有時）	□偶爾（很少）
磨牙	□經常（頻繁）	□時常（有時）	□偶爾（很少）
易驚醒	□經常（頻繁）	□時常（有時）	□偶爾（很少）
夜啼（夜間哭鬧）	□經常（頻繁）	□時常（有時）	□偶爾（很少）
多夢	□經常（頻繁）	□時常（有時）	□偶爾（很少）
早上不易起床	□經常（頻繁）	□時常（有時）	□偶爾（很少）

5. 請判斷您的孩子包括以下哪些情況（可以多選）

□內向（不愛說話） □多靜少動 □易被驚嚇、膽子小 □受批評後易哭
□過動 □易急躁或發脾氣 □經常打人或摔東西 □易哭鬧（經常任小要求不滿足後易哭鬧）

6. 女孩外陰方面情況

外陰搔癢	□經常（頻繁）	□時常（有時）	□偶爾（很少）
外陰異味重	□經常（頻繁）	□時常（有時）	□偶爾（很少）
外陰分泌物多	□經常（頻繁）	□時常（有時）	□偶爾（很少）

7. 皮膚情況

凍瘡	□經常（頻繁）	□時常（有時）	□偶爾（很少）
反覆痤瘡	□經常（頻繁）	□時常（有時）	□偶爾（很少）
皮膚搔癢	□經常（頻繁）	□時常（有時）	□偶爾（很少）
蕁麻疹	□經常（頻繁）	□時常（有時）	□偶爾（很少）
皮膚抓痕（消退時間長）	□經常（頻繁）	□時常（有時）	□偶爾（很少）
膚燥或粗糙	□經常（頻繁）	□時常（有時）	□偶爾（很少）

◇附錄

皮膚過敏反應（蚊蟲叮咬反應強烈）	□經常（頻繁）	□時常（有時）	□偶爾（很少）
易掉頭髮（平時您的孩子掉頭髮情況）	□經常（頻繁）	□時常（有時）	□偶爾（很少）

8. 您孩子既往患病的情況

疾病			
各類肺炎	□1次	□2次	□2次以上
哮喘	□1次	□2次	□2次以上
高熱驚厥	□1次	□2次	□2次以上
感冒	□每月1次	□每2～3月1次	□1年少於4次
咳嗽	□每月1次	□每2～3月1次	□1年少於4次
發熱	□每月1次	□每2～3月1次	□1年少於4次

9. 出生史

□>37週　□<37週（早產兒）　□剖腹產　□順產　□巨大兒　□低體重兒

10. 新生兒疾病

□有
□住院時間　□1週以內　□1～2週　□2週以上

11. 父母方面的疾患

□哮喘（氣喘）　□過敏性疾病　□易感冒

12. 穿衣（身為家長，您認為您平時幫您孩子穿的衣服與同齡相比）
□比同齡孩子偏少　□與同齡孩子一樣　□比同齡孩子偏多

13. 藥物、食物及其他物品過敏史
□有　□無

14. 平時孩子的手足情況

手足心熱	□經常（頻繁）	□時常（有時）	□偶爾（很少）
手足心紅赤	□經常（頻繁）	□時常（有時）	□偶爾（很少）
手足心脫皮	□經常（頻繁）	□時常（有時）	□偶爾（很少）
手足涼	□經常（頻繁）	□時常（有時）	□偶爾（很少）

15. 抗生素使用（您孩子的抗生素使用，包括口服、點滴、灌腸的程度）
□經常（頻繁）　□時常（有時）　□偶爾（很少）

(二) 您孩子的五官情況

1. 鼻部的情況

鼻塞／噴嚏	□經常（頻繁）	□時常（有時）	□偶爾（很少）
睡覺打呼嚕（打鼾）	□經常（頻繁）	□時常（有時）	□偶爾（很少）
呼氣音粗	□經常（頻繁）	□時常（有時）	□偶爾（很少）
流鼻血	□經常（頻繁）	□時常（有時）	□偶爾（很少）

◇附錄

鼻癢	□經常（頻繁）	□時常（有時）	□偶爾（很少）	
2. 眼部的情況				
目眵（眼屎）多	□經常（頻繁）	□時常（有時）	□偶爾（很少）	
眼癢	□經常（頻繁）	□時常（有時）	□偶爾（很少）	
瞼腺炎	□經常（頻繁）	□時常（有時）	□偶爾（很少）	
3. 口腔的情況				
口腔異味	□經常（頻繁）	□時常（有時）	□偶爾（很少）	
口脣偏紅	□經常（頻繁）	□時常（有時）	□偶爾（很少）	
流涎（口水）多	□經常（頻繁）	□時常（有時）	□偶爾（很少）	
4. 咽喉的情況				
喉痰多	□經常（頻繁）	□時常（有時）	□偶爾（很少）	
咽不適（清嗓子）	□經常（頻繁）	□時常（有時）	□偶爾（很少）	
嗓子啞	□經常（頻繁）	□時常（有時）	□偶爾（很少）	
5. 患病情況（經常是每月1次，時常是2～3月1次，偶爾是1年少於4次）				
鼻炎	□經常（頻繁）	□時常（有時）	□偶爾（很少）	
咽炎	□經常（頻繁）	□時常（有時）	□偶爾（很少）	
中耳炎	□經常（頻繁）	□時常（有時）	□偶爾（很少）	
扁桃體腫大（扁桃腺發炎）	□經常（頻繁）	□時常（有時）	□偶爾（很少）	

口腔炎	□經常（頻繁）	□時常（有時）	□偶爾（很少）
6. 其他情況			

（三）您孩子的腸胃功能狀態

1. 您孩子平時吃東西情況

偏食	□經常（頻繁）	□時常（有時）	□偶爾（很少）
納少或拒食（拒絕正餐）	□經常（頻繁）	□時常（有時）	□偶爾（很少）
喜冷飲	□經常（頻繁）	□時常（有時）	□偶爾（很少）
多奶多肉食	□經常（頻繁）	□時常（有時）	□偶爾（很少）
嗜異現象（即喜食非食用的物品，如指甲、手指、衣物等）	□經常（頻繁）	□時常（有時）	□偶爾（很少）

2. 嘔吐或乾嘔（平時您孩子有食後嘔吐或乾嘔的情況）

□經常（頻繁） □時常（有時） □偶爾（很少）

3. 腹部的情況

腸鳴（肚子咕嚕響）	□經常（頻繁）	□時常（有時）	□偶爾（很少）
肚子脹	□經常（頻繁）	□時常（有時）	□偶爾（很少）

◇ 附錄

腹部不適（肚子痛或自訴肚子不舒服）	□經常（頻繁）	□時常（有時）	□偶爾（很少）	
4. 小便的情況				
夜尿多	□經常（頻繁）	□時常（有時）	□偶爾（很少）	
尿色黃	□經常（頻繁）	□時常（有時）	□偶爾（很少）	
尿味腥臊重	□經常（頻繁）	□時常（有時）	□偶爾（很少）	
尿液渾濁	□經常（頻繁）	□時常（有時）	□偶爾（很少）	
頻尿	□經常（頻繁）	□時常（有時）	□偶爾（很少）	
尿泡沫	□經常（頻繁）	□時常（有時）	□偶爾（很少）	
遺尿（白天不自覺尿褲子或晚上尿床）	□經常（頻繁）	□時常（有時）	□偶爾（很少）	
5. 大便的情況				
平時大便次數	□日1次　□日2次以上 □2日1次以上　□2日2次以上	□不確定		
大便不化（大便的內容含食物殘渣）	□經常（頻繁）	□時常（有時）	□偶爾（很少）	
大便乾硬	□經常（頻繁）	□時常（有時）	□偶爾（很少）	
大便如丸	□經常（頻繁）	□時常（有時）	□偶爾（很少）	

大便稀（大便不成形或前乾後稀）	□經常（頻繁）	□時常（有時）	□偶爾（很少）	
大便偏黏膩（掛馬桶）	□經常（頻繁）	□時常（有時）	□偶爾（很少）	
大便量（每次拉的大便量）	□偏少	□偏多	□正常	
平時大便酸臭／腥臭／異味重	□經常（頻繁）	□時常（有時）	□偶爾（很少）	
大便色	綠	□經常（頻繁）	□時常（有時）	□偶爾（很少）
	灰暗／深	□經常（頻繁）	□時常（有時）	□偶爾（很少）
其他我們沒有涉及的情況				

◇ 附錄

三、小兒體質症狀評估與數值判定標準

體質判定標準：①評估數值占總分 30％及以上，保留前 3 個，僅 1～3 個就直接判定為相應的體質，體質排序以比例高低排，由高至低。②評估數值占總分 30％以下，但 ≥ 20％，選比例最高的一個判定為該體質傾向。③評估數值占總分 20％以下，直接判定為健康體。

氣虛體症狀及相對應評估數值

症狀	評估數值（分）	症狀	評估數值（分）
毛髮不榮	3	面色萎黃	3
面色蒼白	2	面部花斑	2
地圖舌	2	爪甲不榮	3
多汗	3	乏力	3
膚燥或粗糙	2	易感冒	3
易咳嗽	3	父母感冒史	2
抗生素使用	3	流涎	3
偏食	3	納少或拒食	3
腹部不適	3	大便不化	3
大便量偏少	2	大便色綠	3
總計男 54 分，女 54 分			

陽虛體症狀及相對應評估數值

症狀	評估數值（分）	症狀	評估數值（分）
毛髮不榮	3	面色白	2
眼袋增重	3	胸廓異常	3
怕冷	3	凍瘡	2
膚燥或粗糙	2	易感冒	3
父母感冒史	2	穿衣比同齡孩子偏多	2
手足涼	2	抗生素使用	3
易鼻塞	3	腸鳴	3
腹部不適	3	夜尿多	3
尿頻	3	遺尿	3
平時大便次數	2	大便不化	3
大便稀	3	大便量偏多	2
大便色綠	3		
總計男 61 分，女 61 分			

痰溼體症狀及相對應評估數值

症狀	評估數值（分）	症狀	評估數值（分）
面色白	2	舌苔白厚膩	3
多汗	3	肥胖	2
乏力	3	嗜睡	3
外陰異味重	3（女）	外陰分泌物多	3（女）
反覆溼疹	2	毛細支氣管炎	3
哮喘	3	巨大兒	2
睡覺打呼嚕	3	呼吸音粗	3

◇附錄

症狀	評估數值（分）	症狀	評估數值（分）
流涎	3	喉痰多	3
大便偏黏膩	3		
備註	外陰異味重、外陰分泌物多為女性兒童特有		
備註	喉痰多、大便偏黏膩為此體質特有症狀		
總計男 41 分，女 47 分			

積滯體症狀及相對應評估數值

症狀	評估數值（分）	症狀	評估數值（分）
面色蒼白	2	面部花斑	2
眼袋增重	3	扁桃體腫大	3
地圖舌	2	舌苔白厚膩	3
胸廓異常	3	手心潮	2
易驚醒	3	磨牙	3
夜啼	3	口腔異味	3
易口瘡	3	偏食	3
納少或拒食	3	多奶多肉食	3
嗜異現象	3	乾嘔或嘔吐	3
腹部不適	3	腹脹	3
尿液渾濁	3	平時大便次數	2
大便乾硬	3	大便如丸	3
大便異味重	3	大便色灰暗	3
總計男 73 分，女 73 分			

肝火體症狀及相對應評估數值

症狀	評估數值（分）	症狀	評估數值（分）
結膜充血	2	手倒刺	2
舌色紅	2	過動徵	4
多夢	3	經常打人或摔東西	4
易急躁或發脾氣	4	高熱驚厥	3
易哭鬧	4	手足心脫皮	2
手足心紅赤	2	瞼腺炎	3
眼屎多	3	嗜異現象	3
唇紅	3	尿味腥臊重	3
尿色黃	3	大便如丸	3
備註	過動徵、經常打人或摔東西、易急躁或發脾氣、易哭鬧為此體質特有症狀		
總計男 53 分，女 53 分			

熱盛體症狀及相對應評估數值

症狀	評估數值（分）	症狀	評估數值（分）
扁桃體腫大	3	舌色紅	2
手倒刺	2	手心潮	2
多汗	3	外陰異味重	3（女）
易發熱	3	穿衣比同齡孩子偏少	2
手足心熱	2	手足心紅赤	2
手足心脫皮	2	易鼻衄	3

◇ 附錄

症狀	評估數值（分）	症狀	評估數值（分）
眼屎多	3	瞼腺炎	3
口腔異味	3	脣紅	3
扁桃體腫大	3	易口瘡	3
喜冷飲	3	尿色黃	3
尿味腥臊重	3	大便乾硬	3
大便如丸	3	大便色灰暗	3
備註	外陰異味重為女性兒童特有症狀		
總計男 62 分，女 65 分			

高敏體症狀及相對應評估數值

症狀	評估數值（分）	症狀	評估數值（分）
外陰搔癢	3（女）	反覆溼疹	2
皮膚搔癢	2	易蕁麻疹	2
皮膚抓痕	2	父母過敏史	2
毛細支氣管炎	3	哮喘	3
父母哮喘史	4	過敏反應	6
皮膚過敏	4	易鼻塞	3
易鼻癢	3	易眼癢	3
咽不適	3	鼻炎史	3
大便乾硬	3	大便如丸	3
備註	外陰搔癢為女性兒童特有症狀		

症狀	評估數值（分）	症狀	評估數值（分）
備註	父母哮喘史、過敏反應為此體質特有症狀		
總計男 51 分，女 54 分			

怯弱體症狀及相對應評估數值

症狀	評估數值（分）	症狀	評估數值（分）
齲齒	3	易驚醒	3
夜啼	3	多夢	3
內向	2	多靜少動	2
易驚嚇	2	易哭鬧	2
膽子小	2	高熱驚厥	3
早產兒	2	低體重兒	2
新生兒疾病	3	易掉頭髮	3
消瘦	2		
備註			
總計男 37 分，女 37 分			

◇ 附錄

四、小兒藥浴干預的標準操作規範

1. 藥浴療法的目的

小兒藥浴療法干預選擇在家進行，是為了形成對孩子健康有利的、方便家長操作的、可向社會複製推廣的中醫適宜技術。

小兒藥浴療法是利用藥物滲透吸收的原理，讓孩子在水中玩樂的同時，達到益氣固衛、預防保健、祛除病邪的功效，並形成藥浴療法的技術操作規範，保障主題順利進行，並為多中心研究提供方法學借鑑。

2. 對醫師的要求

對於藥浴前、藥浴中及藥浴後的注意事項，醫務人員需在對家長培訓的過程中詳細講解，讓家長熟練、掌握與藥浴相關的注意事項，這是保證藥浴干預順利進行的重要環節。

藥浴的步驟簡單易操作，但需要向家長清楚講解藥浴對孩子體質調理的重要性，多鼓勵家長，並提升家長參與的熱情，隨時追蹤、記錄，保障家長良好的依從性。

3. 藥浴前注意事項

第一，孩子在過飢過飽情況下，不可進行藥浴。

第二，皮膚有感染性病灶或皮膚有破損時，不可進行藥浴。

第三，當孩子出現哭鬧不止時，不可進行藥浴。

第四，有軟組織損傷未痊癒時，不可進行藥浴。

第五，患細菌性結膜炎時，不可進行藥浴。

4. 藥浴中注意事項

第一，藥浴過程中家長必須全程在旁邊守護，隨時詢問並觀察孩子情況。

第二，藥浴過程中若出現皮膚紅疹、發癢等過敏現象，應立即停止，並淋浴將全身沖洗乾淨。

第三，藥浴過程中若出現嚴重寒顫，應立即停止藥浴，匯報醫生。

第四，藥浴過程中觀察孩子面色、呼吸、體位及出汗量，有不良現象應立即停止藥浴，並平臥處理。

第五，藥浴過程中，孩子口渴時給予溫開水補充水分，預防脫水。

第六，藥浴過程中，擦拭時要注意力度，防止皮膚擦傷。

◇ 附錄

第七，藥浴過程中要注意體位，以防滑倒、溺水及水灌入耳中。

5. 藥浴後注意事項

第一，藥浴後，立即用毛巾擦乾體表的水分，並用浴巾包裹孩子，抱入房間，並提前關閉窗戶，防止感冒。

第二，藥浴後，為孩子適當補充溫開水。

第三，藥浴後，觀察孩子精神、呼吸及皮膚等情況有無異常，若有，及時匯報醫生。

第四，藥浴後，及時記錄，並打卡。

6. 藥浴操作流程

藥浴時間	晚上睡覺前洗 20 分鐘
藥浴準備	家長關閉浴室門窗，讓孩子排空大小便，測量體溫，並準備浴盆、浴巾、毛巾等
藥浴劑量	體重 ≤ 17kg，用 1 包藥浴包
	體重 > 17kg，用 2 包藥浴包
藥浴方法	體重 ≤ 17kg，用 200mL 開水將 1 包藥浴包沖溶後，倒入洗浴溫水盆中，先將孩子雙足放入水中，待其適應後坐入盆中，繼續新增溫水，直至沒過孩子肚臍
	體重 > 17kg，用 200mL 開水將 2 包藥浴包沖溶後，倒入洗浴溫水盆中，先將孩子雙足放入水中，待其適應後坐入盆中，繼續新增溫水，直至沒過孩子肚臍

藥浴時間	晚上睡覺前洗 20 分鐘
藥浴中的互動	取盆中小玩具引逗，引起孩子玩水欲望
	取毛巾覆蓋孩子肩背部（若孩子躺在浴盆上，毛巾覆蓋其腹部），另舀盆中水，淋洗沒有浸入水中的皮膚 1～2 分鐘，皮膚浸泡以微紅為宜

7. 療程

每週 3 次，干預 3 個月，共進行藥浴 36 次。3 個月後，進行追蹤，後用小兒體質狀態辨識儀監測體質得分改善情況。

◇ 附錄

五、家庭藥浴的管理與觀察記錄表

藥浴情況紀錄表（共 12 週）

研究序號 |_|_|_|_|　兒童姓名程式碼 |_|_|_|_|

本週第 1 次藥浴日期	年　月　日　時
藥浴時間	分鐘
本週第 2 次藥浴日期	年　月　日　時
藥浴時間	分鐘
本週第 3 次藥浴日期	年　月　日　時
藥浴時間	分鐘
藥浴後 24 小時內不良反應和合併用藥情況	
有無不良事件發生？　□有　□否　→請填寫不良事件表	
有無合併用藥或其他治療？　□有　□否　→請填寫不良事件表	

醫師簽名：＿＿＿＿＿＿　日期：年＿月＿日

六、不良事件觀察與紀錄表

研究序號 |_|_|_|_| 兒童姓名程式碼 |_|_|_|_|

採用標準醫學術語記錄所有觀察到的事件,以及用以下問句「自上次檢查後,您有何不同的感覺?」直接詢問得出不良事件。

如果在研究期間有不良事件發生,請填寫下表。無論有無不良事件發生,均應在此表下方簽名。

有無不良事件發生?☐有 ☐無

不良事件名稱(填寫字跡要清晰)			
開始發生的日期和時間			
不良事件程度	☐輕 ☐中 ☐重	☐輕 ☐中 ☐重	☐輕 ☐中 ☐重
是否採取措施(若是,請記錄伴隨用藥和伴隨治療紀錄表)	☐是 ☐否	☐是 ☐否	☐是 ☐否

◇ 附錄

與治療方法的關係	☐肯定有關 ☐可能有關 ☐可能無關 ☐無關 ☐無法判定	☐肯定有關 ☐可能有關 ☐可能無關 ☐無關 ☐無法判定	☐肯定有關 ☐可能有關 ☐可能無關 ☐無關 ☐無法判定
在不良事件終止或研究結束時，填寫以下部分			
所發生不良事件的結局	☐仍存在 ☐已緩解 ☐不知道 緩解日期： |_|_|_|_| 年 |_|_| 月 |_|_| 日	☐仍存在 ☐已緩解 ☐不知道 緩解日期： |_|_|_|_| 年 |_|_| 月 |_|_| 日	☐仍存在 ☐已緩解 ☐不知道 緩解日期： |_|_|_|_| 年 |_|_| 月 |_|_| 日
患者是否因為此不良事件退出研究？	☐是　☐否		

醫師簽名：_____ 日期：__年__月__日

七、合併用藥狀況紀錄表

研究序號 |_|_|_|_|　兒童姓名程式碼 |_|_|_|_|

藥物名稱 （通用名）	使用原因	使用時間	用法	用量	次數

家長簽名：＿＿＿＿＿＿　日期：__年__月__日

國家圖書館出版品預行編目資料

中醫小兒體質學，體質辨識與育兒調理之道：九大偏頗體質 × 八大易感病徵 × 四法對症調理……中醫理論與現代兒科研究，打造專屬孩子的體質辨識與調養指南 / 侯江紅著 . -- 第一版 . -- 臺北市：崧燁文化事業有限公司，2025.06
面； 公分
POD 版
ISBN 978-626-416-631-7(平裝)
1.CST: 小兒科 2.CST: 中醫
413.7　　　　　　　114007345

電子書購買

爽讀 APP

中醫小兒體質學，體質辨識與育兒調理之道：九大偏頗體質 × 八大易感病徵 × 四法對症調理……中醫理論與現代兒科研究，打造專屬孩子的體質辨識與調養指南

臉書

作　　者：侯江紅
發 行 人：黃振庭
出 版 者：崧燁文化事業有限公司
發 行 者：崧燁文化事業有限公司
E - m a i l：sonbookservice@gmail.com
粉 絲 頁：https://www.facebook.com/sonbookss/
網　　址：https://sonbook.net/
地　　址：台北市中正區重慶南路一段 61 號 8 樓
8F., No.61, Sec. 1, Chongqing S. Rd., Zhongzheng Dist., Taipei City 100, Taiwan
電　　話：(02) 2370-3310　　傳　　真：(02) 2388-1990
印　　刷：京峯數位服務有限公司
律師顧問：廣華律師事務所 張珮琦律師

-版權聲明

本書版權為中原農民出版社所有授權崧燁文化事業有限公司獨家發行繁體字版電子書及紙本書。若有其他相關權利及授權需求請與本公司聯繫。
未經書面許可，不可複製、發行。

定　　價：399 元
發行日期：2025 年 06 月第一版
◎本書以 POD 印製